DES EAUX

THERMALES D'AIX

DANS LE

DÉPARTEMENT DU MONT-BLANC.

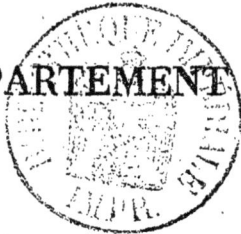

DES EAUX
THERMALES D'AIX

DANS LE DEPARTEMENT DU MONT-BLANC;

De leurs vertus médicales ; des maladies où elles conviennent ; de celles où elles ne conviennent pas ; et de la méthode d'user de ces eaux dans les différens cas ;

SECONDE ÉDITION

Revue et augmentée d'un grand nombre d'observations relatives à leurs propriétés.

Par Joseph DAQUIN, docteur en médecine de l'université de Turin, médecin des hôpitaux civils de Chambéry ; associé de l'athénée de Lyon ; correspondant de la ci-devant société royale de médecine de Paris, et de celle de médecine pratique de Montpellier ; associé de l'académie impériale des sciences, littérature et beaux arts de Turin ; correspondant de l'académie italienne ; membre du juri médical du département du Mont-Blanc ; secrétaire du comité central de vaccine, et ex-professeur d'histoire naturelle à l'école centrale du même département ; membre des sociétés d'agriculture de Turin et de Chambéry, et bibliothécaire de la même ville.

Plures ad Balnea mitto ex meis ægrotantibus ; alii ut laventur, alii ut primò paulùm sudent in stufâ Balnei, deindè Balneum tepidæ statim ingrediantur ; et sic hæc pro morborum et temperamentorum varietate eisdem impero.

BAGLIVIUS, *de fibr. motrice specimen.* Lib. I, cap. 12.

A CHAMBÉRY,

CHEZ P. CLEAZ, RUE S.T ANTOINE, N.° 162.
AN 1808.

AUX MALADES.

C'EST à vous que j'offre cet Écrit, Êtres infortunés qui avez perdu le premier, le seul véritable bien de la vie, la santé. Qu'est-elle en effet et que peut-elle être cette vie, lorsque le corps souffre et que ses souffrances réjaillissent sur les facultés de l'ame ? O santé ! présent le plus précieux que nous ait fait l'Etre Suprême ; une fois perdue, le riche avec son or ne peut guère te racheter : et le pauvre, qui la réclame souvent sans espoir, en supporte la privation avec courage et résignation. L'indolence, les passions, l'intempérance, voilà les écueils les plus ordinaires de sa perte ; et si l'une de ces causes vous l'a ravie, elle est bien plus difficile à se rétablir, parce que les racines en sont plus profondes ; ah ! combien je vous plains, et que vous êtes dignes de pitié !

Recourez à cette science, de toutes la plus noble, parce qu'elle est de toutes la plus utile ; adressez-vous à ces hommes bienfaisans qui en font leur étude : s'ils ne guérissent pas toujours, ils soulagent du moins, ils soutiennent votre courage, ils portent l'espérance dans votre ame ; et ce baume consolateur vous rend presque déjà ce que vous regretez d'avoir perdu, le plus souvent, par vos écarts.

Humanité, vertu qui es l'apanage de ces ministres de la nature ! Demeure profondément gravée dans leur cœur ; ils y trouveront une douce satisfaction de l'injustice et des peines qu'éprouvent, dans l'exercice de leur art, des hommes dont la vie entière s'occupe du soulagement de nos maux.

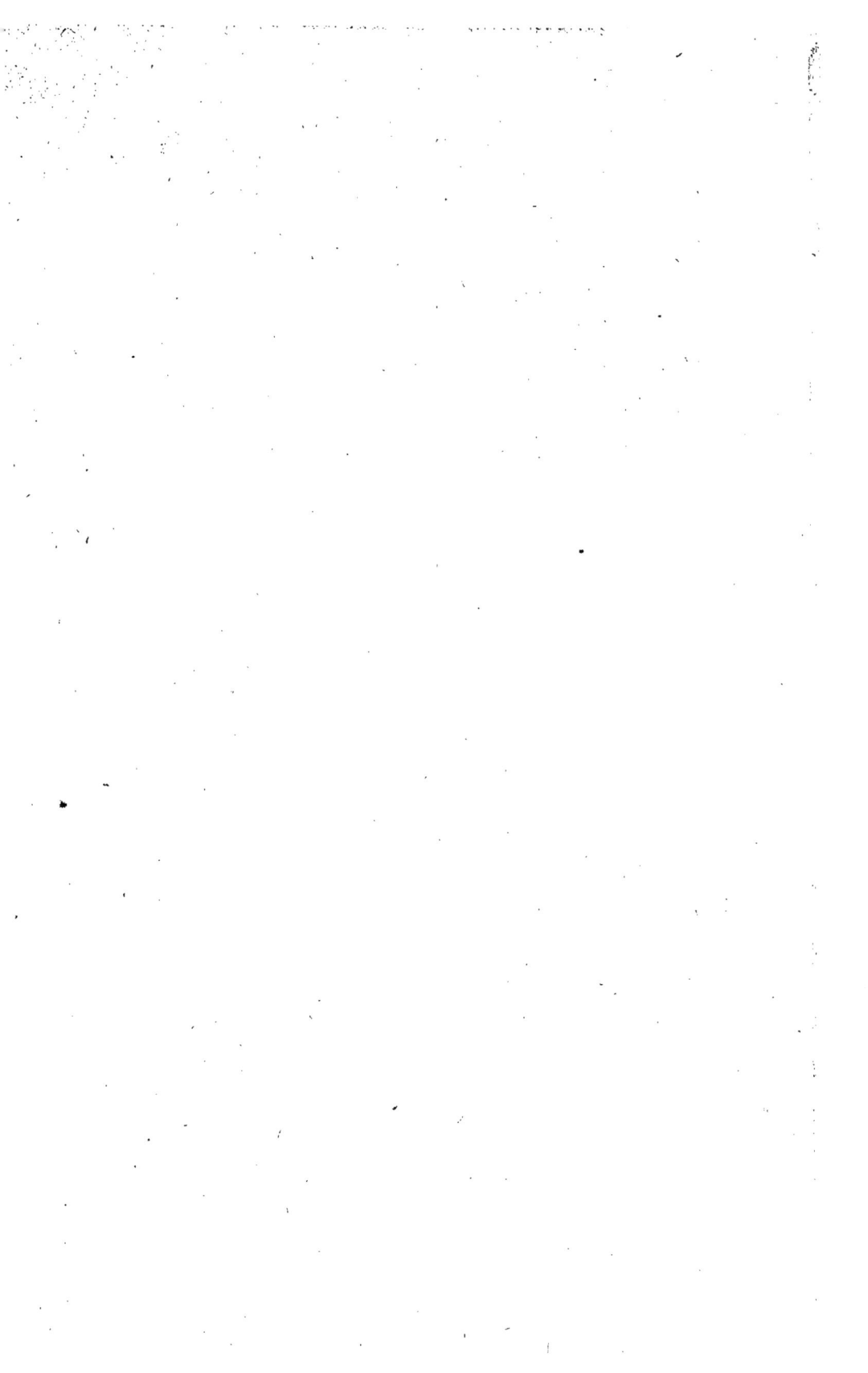

PRÉFACE.

JE donne aujourd'hui une seconde édition sur les eaux thermales d'Aix, situées dans le département du Mont-Blanc, dont la première fut publiée en 1773. Je disais alors que le hazard ou des circonstances particulières donnaient souvent lieu à la publication d'ouvrages auxquels on n'aurait peut-être jamais pensé sans eux. L'analyse que j'en fis à cette époque, et qui n'avait jamais été faite par aucun auteur, fut de ce nombre : elle dut son origine à un événement fâcheux, à une attaque d'hémiplégie dont fut frappée subitement ma mère, femme respectable, qui méritait, sous tous les rapports, l'estime publique, l'attachement et la tendresse de sa famille. Je la conduisis à Aix, et la dirigeai, pendant plus d'un mois qu'elle prit ces eaux, que je connaissais seulement, comme tout le monde, pour des eaux minérales chaudes, et dont plusieurs malades, atteints de différentes maladies, venaient user chaque année, et qui, pour la plupart, s'en trouvaient bien et recouvraient la santé.

Je ne m'étendrai pas beaucoup sur la réputation justement méritée de ces eaux. Les guérisons surprenantes et bien confirmées de plusieurs affections qui attaquent le genre humain, ont été de tout temps le titre de leur célébrité; elles sont d'ailleurs très-connues et appréciées sans prévention par les

meilleurs praticiens de l'Europe,
qui les conseillent à leurs malades
de préférence à plusieurs autres
sources de ce genre. On verra, au
reste, dans cette seconde édition,
combien est plus grand que dans
la première le nombre des maladies
que j'ai observées, depuis lors,
avoir été radicalement guéries par
leur usage, et de plusieurs autres
dans lesquelles les symptômes les
plus fâcheux ont, sinon totalement
disparu, du moins été singulièrement
diminués. On y verra de plus, des
observations assez multipliées sur
différentes espèces d'affections qui
ont cédé à l'action des eaux, à
la guérison desquelles on n'avait
pas lieu de s'attendre, et pour lesquelles on ne se serait pas hazardé
d'y envoyer les malades qui en

étaient atteints. La série des maladies que l'on soumettait à leur pouvoir, était jadis tellement circonscrite, et on était si fortement attaché à un certain préjugé routinier, que l'on aurait traité de téméraire celui qui en aurait passé les bornes. Ce n'est pas que je veuille faire entendre que ces eaux soient une panacée universelle ; loin de moi un semblable charlatanisme, et à Dieu ne plaise que j'eusse le dessein de tromper ainsi le public, j'en suis incapable ! car la probité doit être la première qualité du médecin : *medicus est vir probus, medendi peritus*, dit Hippocrate; et on peut, à coup sûr, s'en tenir aux sentences de ce grand homme. Mais les observations, lorsqu'elles sont bien faites, lorsqu'elles se font au chevet du lit du malade, dans les affections aiguës, en suivant et étudiant pas à pas les chroniques, et sur-tout lorsque ces observations ne sont pas imaginées dans le cabinet; alors elles deviennent le guide le plus assuré en médecine; et c'est un point sur lequel la saine partie des médecins est d'un commun accord. L'expérience est dans la science de la médecine, plus que partout ailleurs, le guide le plus sûr: *experientia rerum magistra.*

Le titre de la première édition de cet ouvrage ne sera plus celui de la seconde : celle-ci ne traitera que de la vertu des eaux, de la méthode à suivre lorsqu'on en fait usage; dés maladies auxquelles elles sont propres, ainsi que de tout ce qui peut d'ailleurs concerner leur traitement ; de celles où elles ne conviennent pas, et même des cas où elles seraient dangereuses. Ces différens points seront étayés d'observations analogues, qui indiqueront avec précision aux malades, ce qu'ils auront à faire, d'après leur état comparé avec l'observation, et de ce à quoi ils doivent s'attendre de la vertu de ces eaux.

Il ne sera point ici question des différens minéraux qui entrent dans la composition des eaux. La science de la chimie, ses procédés analytiques, ont presque totalement changé de face, et ses principes ne sont presque plus les mêmes qu'ils étaient lorsque j'en fis l'analyse : elle se trouverait donc aujourd'hui défectueuse, et ne serait pas au niveau des nouvelles découvertes qu'a faites

cette partie de la physique générale,
moins encore de sa nouvelle nomenclature. En effet, de quelle utilité
pourraient être à des malades qui
cherchent la guérison à leurs maux,
la connaissance des principes minéralisateurs des eaux, leur quantité
réciproque dans une mesure quelconque d'eau, leurs noms, sur-tout
de ceux auxquels leurs oreilles ne
sont point habituées, et qu'à peine
comprendraient-ils, à moins de faire
une étude du grec pour s'en instruire?
En effet, ces sortes d'analyses sont
tellement scientifiques, et tellement
arides, qu'elles ne sont donc que
pour les chimistes ; elles sont faites
plutôt pour rebuter et dégoûter le
pauvre souffrant, que pour lui procurer le plus léger soulagement, ou
tout au moins le moindre attrait pro-

pre à lui en faire goûter et continuer la lecture. D'ailleurs deux docteurs, MM. Bonvoisin de Turin, et Socquet de Chambéry, ont analysé, chacun de son côté, les eaux d'Aix en Savoie; et ce qu'il y a de plus singulier, c'est qu'ils ne sont point concordans entr'eux, ni conformes dans leurs analyses respectives, ainsi que l'avoue ce dernier à la page 134 de son analyse, où il dit que « le docteur Bonvoisin est » parvenu à séparer le gaz hépati- » que libre, ou *gaz hidrogène* » *sulfuré* (nouvelle nomenclature), » dont ces eaux sont imprégnées, » et que ce même docteur estime » à un tiers du volume, y compris » le peu d'*acide carbonique* (*air* » *fixe* des anciens), auquel il est » mélangé ».

M. Socquet

M. Socquet, paraissant étonné de ce phénomène, fait, pour ainsi dire, un crime au docteur Bonvoisin de n'avoir pas fait mention des procédés employés pour extraire ce gaz. Mais est-ce qu'un professeur de chimie à l'école centrale du Mont-Blanc doit ignorer de semblables procédés ; lui qui, dans la note de la page 135, avance, tout en caressant le docteur Bonvoisin, que » si les résultats de son analyse » ne sont pas conformes à ceux de » ce docteur, cette différence dépend » sur - tout des perfectionnemens » amenés dans l'analyse chimique » par plusieurs points de découvertes » très-récentes, non encore déter- » minées à l'époque où écrivait ce » célèbre médecin ». Quelle misérable excuse ! et combien elle ferait tort à la chimie nouvelle, si celui qui la met en avant pouvait faire autorité dans cette science : on serait alors en droit de dire que l'ancienne avait des tours de force que la nouvelle ne connaîtrait pas, ce qui serait absurde, à moins qu'on ne voulût plutôt supposer que le professeur du Mont-Blanc aurait encore besoin de quelques leçons, et de vieillir sous le harnais pour les apprendre.

Au reste, sans être chimiste, mais seulement pourvu du bon sens, on découvre dans cette note une contradiction manifeste d'un bout à l'autre : on y lit d'abord que « la » différence entre l'analyse de Turin » et celle du Mont-Blanc, vient » peut-être de ce que les eaux ont » depuis lors un peu varié dans leurs » rapports de quantité des principes

» qui les minéralisent » ; et plus
bas on ajoute que « l'analyse du
» Mont-Blanc n'a d'autre mérite que
» celui de prouver que ces mêmes
» eaux sont encore ce qu'elles étaient,
» à peu de chose près, lorsque le
» docteur de Turin les a analysées,
» et que cette dernière pouvait suf-
» fire ». *Ride si sapis ?*

Si cela est ainsi, quelle nécessité y avait-il donc que M. Socquet
fît la sienne avec tant d'emphase ;
et quelle superfluité insignifiante ?
puisqu'il avoue en outre que le
docteur Bonvoisin y a découvert
l'hydro-sulfure de fer et le muriate
de chaux échappés à ses moyens
analytiques. Echappade, à la vérité,
peu brillante pour un nouveau professeur de la nouvelle chimie, à
qui un chimiste de l'ancienne prouve

l'identité des principes minéralisateurs trouvés dans ces eaux, sans avoir employé les procédés analytiques nouvellement découverts. Il aurait bien mieux valu que M. Socquet eût donné une seconde édition de celle de M. Bonvoisin, y ajouter les nouvelles idées qu'il avait acquises, et les étayer des observations pratiques qu'il aurait eu l'occasion de recueillir.

Enfin, quoique l'analyse des eaux minérales soit, de l'aveu de tous les chimistes, le problême de cette science le plus difficile à résoudre, que penseront de ces deux analyses les malades qui voudront user de ces eaux, dans lesquelles l'un trouve des substances minérales que l'autre n'a su y découvrir? A laquelle devra recourir le praticien qui voudra appliquer ces eaux aux dérangemens de l'économie animale? Quelle sera son incertitude, quels seront ses doutes sur leurs vertus et leurs effets? On pourrait appliquer à celle qui a été publiée la dernière, cette parole d'un s.t père : *meliùs esset si nata non fuisset.* Pour moi, j'avoue de bonne foi, qu'en ma qualité d'ancien praticien, je m'en tiendrai tout bonnement à l'ancienne, c'est-à-dire, à celle que le docteur Bonvoisin publia en 1785, et que M. Socquet veut bien avoir la complaisance de trouver excellente et précieuse.

Cependant il est bon d'observer que le docteur Bonvoisin, par la découverte d'un hydro-sulfure de fer dans les eaux d'Aix, est parfaitement d'accord avec le docteur

Thouvenel, qui pensait que la chaleur de ces eaux était dûe à un dépôt considérable de pyrites ferrugineuses (sulfures de fer), existant dans la chaîne des montagnes situées au-dessus du terrain qui domine le bourg d'Aix; et qu'un courant d'eau froide passant sur ce dépôt pyriteux, en humectant le soufre et le fer dont les pyrites sont formées, causait une inflammation que « l'on doit regarder, » dit le célèbre Fourcroy, comme » une combustion lente, ou une » sulfatisation naturelle ». De là le calorique communiqué aux eaux; de là le gaz hydrogène sulfuré et les autres substances qu'elles contiennent et dont elles se chargent dans leur trajet.

Le docteur Thouvenel, voulant

s'assurer à laquelle des deux causes suivantes il était plus vraisemblable d'attribuer la chaleur des eaux d'Aix, ou à leur passage sur une masse pyriteuse , ou sur des lits de charbons fossiles ; ce docteur , dis-je , se proposa de faire une course avec Bleton jusqu'au pied du roc de la montagne qui longe la colline et qui sert de barrière à toute l'étendue du terrain qui est au - dessus d'elle. Mais, avant de décrire cette course , qu'il me soit permis de faire une digression sur Bleton : digression essentielle pour apprécier tout ce qui en résulta , et donner un aperçu de cet homme à ceux qui ne l'ont jamais vu, connu , ni dont ils n'ont peut-être jamais entendu parler qu'en mal. Je vais énoncer, dans la plus exacte vérité et avec la plus grande franchise, ce que j'ai vu, ce que plusieurs témoins ont vu comme moi, et ce que j'ai observé attentivement, sans prévention quelconque, nonseulement dans ce voyage, mais encore dans trois autres faits avec lui et le docteur Thouvenel, sans les avoir jamais quitté un seul instant, durant toutes leurs diverses opérations.

Bleton, cet être vraiment merveilleux par la manière surprenante dont la nature l'avait organisé ; Bleton, connu de plusieurs personnes, que quelques - unes ont traité de fripon et d'imposteur, et que d'autres ont regardé comme honnête et de bonne foi, était de la taille d'environ 5 p.ds quelques p. (16 déc. 24 mil.), d'un tempérament

phlegmatique, ayant assez d'embonpoint, les muscles bien exprimés,
mais dont les forces cependant ne répondaient pas à la constitution physique que présentait son corps. Cet
homme avait un caractère froid,
tranquille ; il était peu parleur,
simple, docile, incapable de ma-
nège, ni d'artifice, dans l'esprit
même de ceux qui ont la manie
d'en soupçonner partout. Outre la
baguette qui tournait entre les mains
de cet homme singulier, lorsqu'il
se trouvait sur le courant d'une eau
souterraine, il éprouvait encore des
impressions dont la principale se
portait sur le diaphragme, causait
un serrement à la poitrine avec
oppression ; ensuite il était saisi
d'un froid et d'un tremblement général, comme dans le début d'une

fièvre intermittente ; ses jambes chancellaient, le pouls se concentrait, ses pulsations diminuaient peu à peu de force, devenaient non – seulement irrégulières, mais elles offraient encore des intermittences assez longues. Lorsque le cours de l'eau était très-rapide, ou son volume très-considérable, ou que l'une et l'autre de ces deux conditions étaient réunies ; alors Bleton tombait en syncope, ou était près d'y tomber, s'il ne s'en écartait promptement.

J'ai été témoin de tous ces différens faits, un très-grand nombre de fois, à chaque instant, et diversement variés. J'eus d'abord beaucoup de peine à en croire ce que je voyais, ce que me faisait remarquer M. Thouvenel, et ce que

m'en disait lui-même , cet homme
simple et bon , qui avait la complaisance de se prêter à toutes mes
recherches , aussi souvent que je
le désirais , de répondre à toutes
mes questions , et je lui en faisais
beaucoup ; mais ce qui décida ma
conviction , fut le frémissement
de ses nerfs , le battement de ses
diverses artères que j'ai explorées
dans toutes les parties de son corps;
c'est peu dire , à chaque minute ,
à tout moment , soit avant qu'il
fût sur les courans d'eau , soit lorsqu'il commençait à s'appercevoir
de leur présence souterraine , par
les impressions qu'il en éprouvait;
étant sur-tout bien assuré qu'il lui
était physiquement impossible de
me tromper sur ce point ; aucun
individu n'ayant la faculté de di-

riger, à sa volonté, les mouvemens de
son cœur pendant un certain temps,
même de très-courte durée, sans courir le risque de périr. Ces épreuves
furent tellement répétées, que, ne
le quittant point dans les trois courses faites avec lui, je le fatiguais
par mes perquisitions dans tous les
lieux où la pulsation des artères
est sensible, et plaçant en outre,
très-souvent, ma main sur la région du cœur pendant plusieurs
minutes.

Telles étaient les sensations qu'é-
prouvait Bleton, lorsqu'il marchait
sur un courant d'eau froide, dont
la connaissance lui était, par conséquent, tellement assurée, qu'il
n'avait pas besoin de la rotation
de sa baguette pour l'annoncer,
n'en faisant le plus souvent usage

que pour satisfaire les spectateurs.
A toutes ces impressions que ressentait Bleton par la présence des eaux
souterraines froides , il en éprouvait encore de particulières , lorsqu'elles étaient chaudes : alors c'é-
tait des douleurs dans toutes les
articulations , comme si elles avaient
été arthritiques , et des démangeaisons fatigantes, comme les éprouvent les ictériques , accompagnées
d'un goût d'amertume fortement bilieux.

M. Thouvenel , à force d'étude ,
d'observations et de réflexions ,
avait analysé toutes ces différentes
sensations , de manière que Bleton
était pour lui *la statue de Memnon ,*
qui ne rendait des sons harmonieux,
que lorsqu'elle était frappée des
premiers rayons du soleil : aussi

M. Thouvenel regardait-il Bleton comme une boussole hydro-métrique, et non, ainsi que l'a ridiculement appelé M. Socquet, comme son *micro-électromètre* ; expression tout aussi mal appliquée que celle de *monument thermal*, qu'il propose d'élever aux eaux. Car, dans la première de ces deux expressions, à quoi bon ce mot de *micro*, qui signifie *petit* (terme qui ravale toujours l'objet qui le précède), mis avant celui *d'électromètre*, qui signifie *mesure d'électricité.* Or, ce mot ironique *petit* paraît peu convenir au savant qui suivait Bleton et analysait ses différentes sensations, que l'on ne peut cependant comparer ni à une petite, ni à une grande mesure ; mais qui est tout simplement un homme dont

les impressions indiquaient des courans d'eau souterraine.

Quant au *monument thermal* proposé par M. Socquet : cette expression est tout-à-fait risible , si on
veut la rendre d'après l'étymologie
du mot *thermal* , qui présenterait
alors un monument chaud. *Risum*
teneatis , *amici* : or , l'architecte
chargé de dresser un pareil monument et de le faire exécuter ,
serait, à coup sûr, fort embarrassé,
tout grec fût-il , à moins qu'il ne
pût descendre aux enfers pour en
prendre l'idée et les matériaux.
Ah ! que la loi qui avait établi un
professeur de langue grecque dans
les écoles centrales, était belle et
bien judicieuse ; mais malheureusement celle du Mont - Blanc n'a
jamais eu lieu. Au reste , les plus

beaux monumens à ériger à ces eaux sont, suivant moi, des observations bien faites, bien suivies, sur les guérisons opérées par leurs vertus, et données au public pour qu'il puisse en profiter; mais non de ces observations provenant de ce que Juvenal appelait *scribendi cacoethes.*

Après avoir tracé cette notice détaillée sur Bleton, je vais, comme je l'ai dit plus haut, faire le récit du voyage à Aix, proposé par M. Thouvenel, pour se convaincre enfin si la chaleur des eaux était due à un dépôt de pyrites ferrugineuses, comme il le pensait, ou à des lits de charbon de terre.

Ce voyage fut fait en compagnie de 12 à 15 personnes, toutes très-curieuses de voir les phénomènes

surprenans

surprenans que l'on rapportait sur
Bleton. Parmi ces personnes, étaient
des magistrats du sénat de Savoie,
des gentilshommes, des gens de lettres, un négociant, deux médecins
dont j'étais du nombre, M. Thouvenel
et Bleton ; ces deux derniers et
quelques-uns des autres voyageurs
n'avaient jamais vu les eaux d'Aix,
ni la situation du bourg, ni ses
environs ; le docteur Thouvenel,
en conséquence, me pria d'être le
conducteur de la route à tenir,
comme connaissant très-bien tous
les alentours que nous aurions à parcourir, et sur-tout pour ne pas
laisser le plus léger soupçon de
connivence à ceux qui nous accompagnaient, sur la vérité des faits
dont ils seraient témoins. C'est dans
cette intention qu'en sortant de voi-

3

ture à plus de trois quarts dé lieue d'Aix , je leur fis gravir immédiatement la colline à pied pour gagner tout-à-fait le dessus du bourg, que l'on ne pouvait absolument point découvrir du lieu où Bleton commença ses expériences, ni d'aucun autre , jusqu'au moment de notre retour dont la route nous fut toujours indiquée d'après les impressions causées par les eaux sur Bleton, et qui nous ramenèrent, à notre grand étonnement, sur les premières maisons d'Aix , ainsi qu'on le verra ci-après.

Lorsque nous fûmes arrivés dans un pré en plaine et d'une assez grande étendue, je jugeai que nous étions à peu près en ligne directe d'Aix; je proposai alors à M. Thouvenel d'y faire promener Bleton en différens sens; et quand il fut au milieu environ de ce pré, *il y a ici de l'eau*, dit-il : et éprouvant, au même instant, des sensations autres que celles que lui cause l'eau froide, il annonça, d'un ton assuré, que c'était de l'eau chaude. Tous les voyageurs accoururent alors et furent témoins de la rotation de la baguette, qui n'était cependant qu'une mauvaise canne de bois. Chacun voulut lui tâter le pouls, et en reconnut avec surprise les mouvemens irréguliers et les intermittences ; tous furent témoins des frémissemens nerveux, suivis de la pâleur du visage, qui, un moment avant, était rouge, enflammé et tout baigné de sueur, par la fatigue de la montée rapide qu'on venait de faire à l'ardeur des rayons du soleil. Bleton ne s'en tint pas là: et pour qu'on ne pût pas dire que sa canne était préparée de manière à la faire tourner suivant sa volonté, il prit les différentes cannes de nos compagnons de voyage, qui tournèrent également entre ses mains comme la sienne propre. Il fit encore alors l'expérience par laquelle il découvrait, à peu de chose près, quelle était la profondeur des courans d'eau qu'il rencontrait. Enfin, pour les convaincre entièrement, il poussa la complaisance de faire tourner la baguette entre les mains de presque tous les assistans ; et voici de quelle manière il s'y prenait pour cette belle épreuve: Bleton faisait mettre l'individu en face de lui, et sur la même ligne du courant d'eau; il posait la baguette horizontalement entre les deux pouces et les deux index de chaque main

du même individu; la baguette ainsi
placée, Bleton empoignait par dessous, avec ses deux mains, celles
de celui sur qui se faisait l'épreuve,
et par ce simple contact, il occa-
sionnait soudain la rotation de la
baguette entre les mains de ce dernier; mais aussi dès que Bleton cessait de le toucher, la baguette cessait aussitôt de tourner. Cette expérience fut répétée plusieurs fois sur
presque tous les compagnons du
voyage, et même, on peut dire, jusqu'à une telle satiété, qu'il ne resta
plus aucune espèce de doute sur les
facultés de Bleton dans l'esprit de tous
les spectateurs. Au reste, il est bon de
savoir que la baguette dont se servait ordinairement Bleton, était,
tout simplement, sa canne; qu'il ne
choisissait ni une baguette de cou-

drier, ni d'aucun autre bois; que toute espèce de baguette lui était indifférente; qu'elle tournait toujours pour lui; qu'il ne la tenait point serrée entre ses mains; et qu'il la plaçait toujours et jamais d'une autre manière que celle qui vient d'être décrite, entre les mains de ceux qui étaient curieux de la voir tourner sur eux-mêmes.

Je reprends le fil de la narration du voyage: Bleton venait d'annoncer qu'il était sur un courant d'eau chaude, dont il mesura la profondeur, d'après la découverte d'une méthode aussi surprenante que tous les autres phénomènes qui le concernaient. En suivant cette méthode, les profondeurs quelconques des eaux s'annonçant sur lui par un mouvement rétrograde de la rotation ordinaire de la baguette, c'est-à-dire, de dehors en dedans, au lieu de dedans en dehors, il jugea celle qu'il venait de découvrir, être à près de 80 pieds; mais, par les sensations douloureuses qu'il éprouvait, il ajouta que non-seulement l'eau était assez chaude, mais encore que son volume était considérable, et son cours très-rapide.

Comme nous avions toujours marché en allant au nord; comme Bleton jusque là n'avait rencontré, chemin faisant, que quelques petits filets d'eau froide, et que je savais d'ailleurs que la source des eaux d'alun était en même tems la plus abondante et la plus proche de Chambéry, je dis alors à M. Thouvenel que celle qui venait d'être découverte, était probablement celle d'alun; ce dont nous serions parfaitement assurés,

en suivant, dans notre marche, la
même direction qui avait été tenue
jusqu'ici, parce que, lui disais-je,
j'ai toujours pensé que les deux
sources d'Aix partaient d'un foyer
commun, et se bifurquaient vraisemblablement dans l'intérieur des
terres par des causes difficiles à
déterminer avec une certaine précision. En effet, poursuivant notre route,
Bleton, à cent pas du courant d'eau
chaude qu'il venait de rencontrer,
en trouva un autre qu'il assura être
également d'eau chaude, mais non
aussi profond ni aussi volumineux
que le précédent, quoique les mêmes
impressions, à peu de chose près,
se fissent ressentir dans son organisation physique. Ce nouveau fait
parut confirmer mon opinion sur
la division présumée d'une source

commune, et me fit prononcer que je croyais celle-ci être la branche appelée *eau de soufre*. Il restait, pour en avoir la preuve complette, à trouver le point de réunion, ou plutôt celui où cessait la bifurcation des deux sources.

M. Thouvenel proposa alors, pour y réussir, de se remettre en marche et de remonter, en suivant les deux branches alternativement, jusqu'à la source principale et unique, et jusqu'au foyer de son échauffement, s'il était possible, afin sur-tout, disait-il, de pouvoir reconnaître si la chaleur était dûe à des dépôts de pyrites, ou à des dépôts de charbon de terre; or, pour s'assurer de l'effet de l'une ou de l'autre de ces deux causes, il fallait aller jusqu'au pied du roc de la montagne que nous

avions en face, parce que son opinion était que, si la chaleur des eaux
provenait de leur passage sur des
couches de charbon de terre, Bleton
éprouverait d'abord des sensations
particulières, qu'il avait toujours
ressenties sur les filons de ce fossile :
sensations différentes, mais qui ne
l'avaient jamais trompé ; d'après
lesquelles M. Thouvenel a découvert
des bancs fort étendus de houille,
et dont, jusqu'à présent, Bleton n'a-
vait encore apperçu aucun signe
qui fût relatif à la présence de cette
substance, durant tout le cours de
ce voyage. En second lieu, M.
Thouvenel s'appuyait sur le sentiment des géologues, qui ont constamment observé que les lits de ce
minéral ne pénètrent jamais à travers
la masse des rochers ; que là ils

cessent de paraître, et ne pénètrent
pas au-delà du terrain auquel ces
rocs servent de limites; au lieu
que, dans le cas contraire, disait
M. Thouvenel, il résulterait que
les eaux dont il s'agit, devraient
leur chaleur à des masses de pyrites
qui, faisant corps avec la montagne,
forment le lit que traversent ces eaux
dans leur cours.

Telle était l'opinion du docteur
Thouvenel, qui en fit l'exposition
à toute la compagnie, et qui, dès
ce moment reprit et continua sa
marche. Bleton, depuis la découverte
des deux sources, les suivit alternativement, allant de l'une à l'autre,
d'après l'idée de M. Thouvenel:
procédé qui, selon lui, était le seul
capable de parvenir à trouver le
point de réunion des deux branches

xliv

qui formaient les deux sources des
eaux. En effet, après avoir marché
ainsi pendant près de demi-heure,
on remarqua que l'intervalle du terrain entre les deux sources se rap-
prochait sensiblement à mesure que
nous montions ; et d'après les sensations continuelles, répétées, et leur
cessation subite dans l'alternation de
l'une à l'autre, Bleton annonça qu'il
croyait être sur le point de réunion.
La force et la vivacité de toutes les
impressions qu'il ressentait dans ce
lieu, furent alors portées à un tel degré
d'intensité, qu'il se trouva mal, et
la rotation de sa baguette, d'accord
avec tous ces signes, devint en même
temps beaucoup plus rapide: phénomènes qui tous étant dûs au plus
grand volume d'eau, ne faisaient plus
des deux sources qu'une seule, dont

la rapidité du cours, et sur-tout son peu de profondeur, encore découvert par sa méthode ordinaire, firent juger que le point de réunion était trouvé. Tous les voyageurs furent témoins de la situation pénible où se trouva Bleton dans ce moment; et comme je ne le quittai jamais pendant toute la course, je fus le premier à m'en appercevoir, à l'annoncer et à en constater la réalité: chacun voulut renouveler ses perquisitions déjà précédemment faites sur les sensations qu'éprouvait son économie animale.

Des paysans qui cueillaient des châtaignes dans ce lieu, voyant le concours de plusieurs personnes autour d'un seul homme que l'on examinait, que l'on questionnait tour à tour, et qui paraissait être l'unique objet de notre curiosité; ces paysans, dis-je, nous prenant, sans doute, pour des fous, peut - être pour des sorciers, tandis que nous n'étions que des *sourciers*, voulaient quitter le poste et s'enfuir dans leur village, lorsque, me doutant de leur dessein, je les arrêtai en les amadouant; je leur fis entendre, à peu près, ce que nous cherchions, et quel était dans ce moment le but de notre curiosité. En effet, leurs idées de frayeur et leur étonnement se calmèrent, et ils demeurèrent spectateurs ébahis : on leur fit alors plusieurs questions relatives à ce qui pouvait regarder les eaux d'Aix, et leur rapport se trouva à peu près conforme avec ce qu'on venait de découvrir; ils nous dirent en outre que jamais, ou presque jamais, la neige ne séjournait dans ce lieu, et que depuis là jusqu'au roc, on voyait toujours une trace comme serait celle d'un sentier, bien exprimée par la fonte beaucoup plus précoce de la neige, que dans tout le terrain d'alentour. Je leur demandai encore à qui appartenait le champ où nous avions trouvé cette réunion, parce que j'en voulais prendre une note. « Ce champ, me répondirent-» ils, est sur la paroisse de Pougny, » il appartient à M. Domenget, » d'Aix, qui, à ce que nous croyons, » le tient en albergement, et il s'ap-» pelle champ dessous chez Nicoud». Cette réunion fut à peu près trouvée dans le centre du champ, dont la figure présentait presque un carré: c'est de ce point que part la bifurcation des deux sources, dont le trajet se continue ainsi jusqu'à Aix.

Depuis la découverte du point de

réunion, tous nos compagnons de voyage, satisfaits de ce dont ils avaient été les témoins oculaires, et voyant que M. Thouvenel avait résolu d'aller jusqu'au pied du roc, encore fort éloigné, nous abandonnèrent; les uns excédés de la fatigue faite jusque-là, redoutant celle qui restait encore à faire ; et les autres, pressés par la faim. Nous restâmes donc seulement trois, qui poursuivîmes notre marche jusqu'au terme déterminé, suivant constamment le courant unique et commun des deux sources; et malgré toutes les divagations assez étendues que nous fûmes obligés de faire en zig zag sur le terrain que nous parcourûmes, nous ne rencontrâmes plus aucun cours d'eau chaude, que celle qui nous servit de guide. Je ne saurais assez exprimer le zèle de
M.

M. Thouvenel , et décrire l'ardeur avec laquelle il franchissait tous les obstacles que nous opposait, à cha-que pas , le chemin pénible que nous fûmes forcés de parcourir ; et je compâtissais en même temps à la fatigue de ce bon Bleton qui, chargé d'embonpoint et de vêtemens trop lourds pour une semblable course , et sur-tout par une chaleur étouf-fante , était excédé de lassitude. Malgré la soif dévorante qui nous pressait, et contre laquelle nous n'avions, pour l'appaiser , d'autre ressource que quelques grappes d'épine-vinette , et des fruits d'é-glantier , nous continuâmes cepen-dant notre route avec une patience et un courage d'autant mieux sou-tenus , que Bleton n'y reconnut pas un autre cours d'eau que celui que

nous suivions, et qui fut constamment accompagné des mêmes impressions sur son organisation, et
de la continuelle rotation de sa
canne.

Enfin, à force de peine et de
constance, nous parvînmes au pied
tant désiré du roc principal, qui,
semblable à un mur d'une extrême
élévation, ne nous permettait plus
d'aller en avant. M. Thouvenel fut
alors pleinement persuadé que le
foyer de l'échauffement des eaux
était dans l'intérieur de la montagne,
ou peut-être adossé à son revers, ou
qu'il pouvait encore avoir son origine plus loin dans le canton des
Bauges ; enfin il pensa alors, toujours avec plus de certitude, que la
chaleur des eaux était particulièrement dûe à une masse pyriteuse qui

se rencontrait sur leur trajet. Avant de quitter ce poste et de prendre le chemin qui devait nous conduire à Aix, M. Thouvenel grava sur le roc, avec la pointe de son couteau, d'une manière autant lisible qu'il le put, le nom des trois compagnons de voyage, et la date de la découverte : il serait même possible d'en retrouver les traces, si le temps, l'air atmosphérique et les météores ne les ont détruites, sur ce roc d'ailleurs de nature absolument calcaire.

Nous descendîmes de là, en reprenant la même route par laquelle nous y étions parvenus. La source commune et Bleton furent encore nos guides, et nous ramenèrent positivement sur le point de la bifurcation trouvé en montant. Depuis cette bifurcation , nous suivîmes tantôt l'une et tantôt l'autre des deux branches qui se rapprochaient aussi tantôt plus et tantôt moins l'une de l'autre dans leur cours ; et nous vîn- mes précisément aboutir, à quatre heures après midi, sur les derrières de la source des eaux d'alun , où se trouvait un mur de clôture appar- tenant à M. François, et qui nous empêchant d'aller en avant, fit dire à Bleton : « les eaux passent sous » ce mur, coulent plus loin; mais » je ne sais où ». Alors, assuré du local où nous étions , j'annonçai à M. Thouvenel et à Bleton, qu'Aix était en-dessous, et que les eaux sui- vaient leur cours dans le bourg, dont certainement ni l'un ni l'au- tre n'avait pas la moindre connais- sance , puisqu'ils n'étaient jamais venu dans le pays. On peut donc conclure que de toutes les découvertes qu'ont faites M. Thouvenel et Bleton, aucune n'est plus belle ni plus convaincante que celle-ci ; et comme je ne la crois connue que de très-peu de personnes, j'ai pensé qu'il était intéressant pour la science, de la publier, et sur-tout de rendre justice aux lumières et à la sagacité de M. Thouvenel, ainsi qu'à la franche bonhomie de Bleton.

On pourrait sans doute faire quelques objections contre l'opinion de M. Thouvenel, sur ce qu'il attribue la chaleur des eaux d'Aix du Mont-Blanc, à des dépôts pyriteux, plutôt qu'à des couches de houille, qui cependant sont aussi reconnues pour être cause de la chaleur de plusieurs eaux qui sourdent de la terre

liv

dans plusieurs différentes contrées.

A cette objection on peut répondre, en premier lieu, que les sensations éprouvées par Bleton de la
part de ces eaux, ont toujours été
les mêmes; que M. Thouvenel les
a constamment observées se manifester de la même manière; que
d'ailleurs elles sont très-différentes
de celles qui lui sont communi-
quées par des couches de charbon
de pierre, sur lesquelles ce physicien a également porté toute son
attention, et qu'il a analysées avec
une exactitude et une précision
telles, qu'il ne peut confondre les
unes avec les autres.

En second lieu, la réponse est
dans la présence du soufre que l'a-
nalyse a découvert dans ces eaux,
sur-tout de celui dont on voit flotter

des flocons à la surface du réservoir, qui se distingue très-bien sans le secours d'un microscope, et même sans avoir l'œil chimique : substance qui cependant, malgré le préjugé vulgaire, n'existe point dans la houille, d'après les analyses qui en ont été faites, et qui, dans sa combustion, n'exhale aucune odeur sulfureuse, comme l'assurent les célèbres Hauy, dans le 3.e tome de sa minéralogie, 1.re édition ; et De Born, dans son catalogue des fossiles d'Eléonore de Raab, tome 2 in-8.º, qui ajoute même : « qu'il n'y a que des hommes » peu instruits qui annoncent des » prétentions pour désoufrer la » houille ».

En troisième lieu, les impressions certainement électriques qu'éprouvait l'organisation de Bleton par le cours des eaux d'Aix, sont encore une preuve bien forte et bien évidente de la présence du soufre qu'elles charient : minéral que l'on sait être éminemment électrique ; effet qu'elles produiraient peut-être difficilement, si elles prenaient leur chaleur en passant sur des dépôts de houille.

Enfin, on peut répondre, en quatrième lieu, que l'opinion de M. Thouvenel sur l'échauffement des eaux, attribué à des masses pyriteuses, est encore plus irrévocablement prouvée par le sulfure de fer que le docteur Bonvoisin, de Turin, y a découvert dans son analyse, qui se trouve parfaitement concordante avec l'opinion et les recherches de ce savant, dont le génie et les réflexions l'ont conduit à décomposer, pour ainsi dire, si parfaitement la machine de Bleton.

C'est à cette conclusion que le récit que je viens d'exposer, m'a conduit ; j'étais également jaloux de le faire connaître sur-tout aux physiciens, ainsi qu'à des lecteurs qui, n'ayant pas fait de cette science l'objet de leurs études, auront la patience de le lire, d'autant mieux que n'étant pas tout-à-fait étranger au sujet que je traite, il me paraît d'ailleurs aussi utile à connaître quant à la vertu des eaux, que pour leur application aux différentes maladies qui sont de leur ressort.

PRÉLIMINAIRES.

___

Depuis que la chimie a été dépouillée de ses vieilles rêveries, et qu'elle est revenue des anciens préjugés sous le joug desquels elle était comme asservie; depuis que ceux qui se sont donnés à son étude, en ont séparé le merveilleux et les fables dont elle était remplie; depuis enfin que la cupidité n'a plus été le but de ses recherches, cette science a constamment fait des progrès sensibles, et s'est élevée au degré de perfection où elle est aujourd'hui. Semblable à un astre brillant dont les rayons sont vifs et pénétrans, elle a percé à travers les nuages épais qui l'enveloppaient depuis long-temps, dissipé les chimères et les ténèbres qui l'obscurcissaient; et acquérant chaque jour de nouvelles forces par de nouvelles découvertes, elle a enfin déchiré le [voile de l'ignorance qui la couvrait. On ne doit pas être surpris que cette science ait fait des progrès si lents, et ait été, par conséquent, si peu

utile dans son origine, si l'on considère que
ses phénomènes les plus importans, sont en
même temps souvent les moins sensibles :
cachés par la nature sous une espèce d'enveloppe, ils ne se montrent qu'à ceux qui savent
les appercevoir; et ils ne sont, pour l'ordinaire, apperçus que par des yeux exercés à
les observer. Une des causes qui nuisit sur-
tout beaucoup à l'avancement de la chimie,
malgré les efforts surprenans et les découvertes admirables que faisaient les chimistes,
fut la cupidité, le désir de faire de l'or.
L'ambition les aveuglait sans doute au point
de leur faire penser que l'art pourrait créer
ce métal, comme la nature le forme dans
le sein de la terre; et les prodiges qu'ils
voyaient naître chaque jour de leurs travaux,
leur donnaient même une espérance assez
vraisemblable d'y réussir. Ils pensaient voir
la perfection de toute la chimie dans ce qui
n'en était que la solution d'un problême
particulier; ils annonçaient dans leurs livres,
qu'ils allaient en parler très - clairement;
mais ils se donnaient bien de garde d'en
rien faire ; ils se croyaient même des

chimistes éclairés et savans, tandis qu'ils n'auraient été, s'ils avaient réussi, que de simples faiseurs d'or. Quelques-uns même d'entr'eux, ne pouvant trouver ce qu'ils cherchaient, tournèrent alors leurs vues du côté de la médecine universelle; la plus folle, sans doute, de toutes les idées, qui soit jamais entrée dans la tête des hommes, mais qui fut cependant l'époque d'où l'on doit dater les commencemens d'une chimie sensée et raisonnable, et qui dès-lors procura quelque utilité à la science de guérir. Dans un siècle aussi éclairé que le nôtre, cette chimère n'existe plus que dans la cervelle des fourbes et des charlatans, ou dans celle de quelques imbécilles de bonne foi, qui n'auraient, pour se désabuser, qu'à réfléchir un instant que le mouvement donnant au corps humain un commencement de vie, il est de toute nécessité que ce commencement, *vis vitæ*, qui ne peut être perpétuel, s'éteigne enfin et cesse absolument, parce qu'il a une limite, c'est-à-dire, la mort, que nul moyen physique ne pourra jamais franchir.

Quels avantages et quels secours pour les maux dont est affecté le genre humain, n'auraient pas retiré de cette science, les hommes, si, plus sages et plus désireux d'en diminuer la somme, ils s'étaient attachés, dès la naissance de cette science, à reconnaître ce qui composait les différens corps naturels, et appliquer cette connaissance aux différens besoins de la vie? Et de combien de remèdes ne serait pas aujourd'hui enrichie la médecine, si l'on était parti de leur décomposition pour fixer leurs vertus, et leurs qualités nuisibles ou salutaires?

Comme l'objet de la chimie comprend tous les corps de la nature, sans en excepter aucun, puisqu'elle peut tous les soumettre à ses différens procédés, on doit la considérer comme la branche la plus étendue de la physique générale. Aussi, ces hommes qui se vantent d'être physiciens, sans cependant avoir aucune des connaissances chimiques, ressemblent, comme le dit Sthaal, à ces profanes qui se contentant d'admirer l'extérieur d'un temple sans pousser plus loin leur curiosité, sont absolument ignorans de ce qu'il en est, ou de ce qui existe en dedans, et rient même lorsqu'ils entendent parler des beautés qui décorent sa construction intérieure. Personne en effet ne peut disconvenir que la chimie ne s'étende plus loin que la physique ordinaire, puisqu'elle pénètre jusque dans l'intérieur des corps naturels et parvient à découvrir les molécules les plus intimes dont ils sont composés; tandis que le commun des physiciens n'en connaît que la surface et la figure extérieure, *quam boves et asini discernunt;* qu'il confond souvent des notions abstraites avec des vérités d'existence; et n'a souvent pas connu, en suivant cette route, la nature de plusieurs corps sensibles.

En effet, les connaissances chimiques se sont tellement multipliées, cette science a fait des progrès si rapides dans le courant du dix-huitième siècle, tous ses procédés ont été poussés à un tel point, qu'elle peut être regardée parmi les sciences naturelles, comme une des plus vastes, des plus universelles et des plus utiles à la société, non-seulement dans ses besoins, mais encore dans ses jouissances. C'est à la chimie moderne,

sur-tout, que l'on doit la connaissance des substances dont sont composées la plupart des eaux minérales de l'Empire français, celle de leurs propriétés médicales particulières, et d'après ces connaissances, la facilité de les adapter à la guérison des différentes maladies auxquelles l'homme est sujet. Cette science a sur-tout rendu, depuis son renou-vellement, de grands services à la médecine, en ce que les gens de l'art envoyant leurs malades aux différentes eaux minérales, sans connaître les principes qui les composaient, et sans avoir d'autres garans de leur efficacité que les diverses guérisons qu'elles opéraient, ils conseillaient alors, par une sorte d'empirisme, qu'on doit cependant leur par-donner, puisque c'est de cette source que la médecine a tiré son origine. Ce n'est pas moins une témérité dangereuse de prescrire un remède que l'on ne connaît pas, *medicina tota est prudentia ;* et je frémis moi-même lorsque je réfléchis à la facilité avec laquelle je les ai quelquefois conseillées sur une simple tradition verbale. L'analyse chimique était donc le vrai moyen de marcher d'un pas
assuré

assuré, en faisant concourir l'expérience avec l'observation : concours qui établit la certitude de la médecine théorique et pratique.

La disposition des matières de cette seconde édition, ne sera plus la même que celle de la première : cette disposition devait nécessairement changer, puisqu'il ne s'agira plus aujourd'hui de l'analyse des eaux.

Tout l'ouvrage sera divisé en deux sections seulement, et chacune d'elles en chapitres. Dans la première, on donnera un apperçu sur l'eau commune, sur ses bonnes ou mauvaises qualités, considérée relativement à l'usage qu'en font les hommes pour leur boisson ordinaire, pour celui de la cuisson des alimens, pour les bains domestiques, en indiquant en même temps les moyens d'en corriger les mauvaises. On indiquera, dans cette section, la différence qu'il y a entre l'eau commune et les eaux appelées *minérales*, et en quoi consistent particulièrement ces dernières.

Dans la seconde section, on traitera spécialement des eaux thermales d'Aix, de leur degré de chaleur, tant de l'une que de l'autre source, de leur action sur le corps humain, considérée sous le rapport de liquide chaud, et sous celui des substances minérales qu'elles tiennent en dissolution. On détaillera les différentes manières de faire usage de ces eaux, et de celles que la routine a rendues défectueuses, même nuisibles dans certains cas, et auxquelles les gens de l'art doivent s'opposer de toute leur force ; car, dans l'art de guérir, un médecin routinier est l'instrument le plus dangereux dont on puisse se servir. Enfin, on traitera des différentes maladies dans lesquelles les eaux sont salutaires, soit qu'on les prenne intérieurement, soit qu'on en use à l'extérieur, et on ne se montrera pas partisan assez outré de ces eaux, pour en faire une panacée universelle, et pour ne pas indiquer avec franchise les affections auxquelles elles ne conviennent pas. Le médecin qui est honnête, doit absolument renoncer au proverbe, *vulgus vult decipi, decipiatur.* Le régime à suivre pendant l'usage des eaux, objet de la plus grande importance, sera tracé et adapté à la majeure partie des maladies auxquelles les eaux sont appropriées; cè régime comprendra, à peu près, tout ce qui concerne la qualité et la quantité des alimens, la boisson des malades, et les différentes causes externes qui peuvent déranger ou contrarier le bon effet des eaux. On terminera l'ouvrage par une grande partie des observations qui ont déjà été publiées dans la première édition, et par plusieurs autres faites depuis lors, qui seront, je l'espère, aussi satisfaisantes pour les malades, qu'intéressantes et curieuses pour ceux qui ne l'étant pas, pourraient, par la suite, se trouver dans la malheureuse nécessité d'avoir besoin des eaux.

DES EAUX
THERMALES D'AIX
DANS LE
DÉPARTEMENT DU MONT-BLANC.

SECTION PREMIÈRE.

ARTICLE PREMIER.

De l'Eau commune.

COMME cet ouvrage est particulièrement thérapeutique et relatif aux eaux minérales, il paraît convenable de traiter avant, de l'eau commune en général, et de ses différentes qualités, autant sous le rapport de son usage comme boisson ordinaire, que comme remède.

L'eau, considérée dans son état liquide, est généralement connue pour une substance fluide, transparente, sans couleur, sans odeur et sans saveur : elle est très-peu élastique, presque pas compressible ; elle se laisse aisément pénétrer par toutes sortes de corps, sur-tout par le feu, et devient par conséquent susceptible de recevoir différens degrés de chaleur, quoique cependant elle éteigne le feu et les matières enflammées, si on la jette sur eux. Sa pesanteur spécifique est beaucoup plus considérable que celle de l'air : ce rapport, difficile à déterminer au juste, n'a pu s'évaluer que par approximation ; et dans une région tempérée, on a trouvé cette pesanteur 850 fois plus considérable que celle de l'air. Elle diffère en outre de cet élément, en ce qu'à un certain degré de froid, elle se condense et devient *glace*, au lieu qu'on n'a pas encore vu le froid réduire l'air sous une forme solide. La facilité que l'eau a de s'évaporer, fait qu'elle se résout très-aisément en vapeurs ; et l'on doit convenir que la plupart des phénomènes qu'elle présente dans cet état, dépend de la combinaison des parties qui la composent : problème dont on doit la solution aux progrès de la chimie nouvelle.

L'eau la plus pure qu'offre la nature, est celle que fournit la pluie, qui cependant se trouve toujours mêlée avec des parties étrangères qui sont extrêmement divisées, puisqu'après plusieuss distillations, on en trouve encore dans les vaisseaux : il est même très-rare d'en rencontrer qui en soit absolument exempte. On doit, par conséquent, regarder comme la meilleure, celle qui ne contient des principes terreux ou salins qu'en très-petite quantité, et qui y sont dissous de façon à ne point troubler sa transparence, quoique ces dernières ne soient point regardées comme eaux minérales.

L'eau de pluie qui tombe la première, n'est pas aussi pure que celle qui la suit. On prétend que celle qui survient par un vent du sud, contient du sel marin ; et que celle qui tombe par un vent du nord, n'en contient point : c'est à la chimie à décider la question. Il est permis de conjecturer que celle qui vient du midi, se charge d'une partie de l'évaporation des mers situées dans ces parages.

Plus l'eau contient d'air atmosphérique, meilleure elle est, ainsi que celle qui est sujette à un grand mouvement, comme sont les eaux d'une cascade, d'un moulin, d'un jet d'eau, et autres semblables.

L'eau élevée en vapeurs dans l'atmosphère, sature l'air, qui la laisse précipiter après l'avoir dissoute ; elle retombe alors sur la terre, tantôt sous la forme de pluie ou de brume, et tantôt sous celle de neige ou de grêle.

On appelle *eau douce* celle qui est claire, limpide et légère, qui ne fait point d'impression sur les sens de l'odorat et du goût; dans laquelle les substances animales et végétales cuisent aisément; qui dissout parfaitement le savon, et le quart de son poids de sel marin, dit le célèbre Macquer. Celle de fontaine possède le plus ordinairement toutes ces qualités, et est la plus estimée pour l'usage de la médecine et de la cuisine; on doit donc la préférer à toute autre pour la boisson, parce que l'estomac la supporte beaucoup mieux (1). Les eaux de rivière,

(1) Je suis persuadé qu'il y a peu de villes aussi bien abreuvées pour la quantité et pour la qualité de l'eau,

celles des fleuves, et qui sont bien battues,
comme dans les cascades, suivent celles de
fontaine pour la bonté (2). Les eaux au
contraire qui ne sont pas courantes, sont très-
dangereuses, *et vitium capiunt, ni moveantur
aquæ*, parce que les insectes sur-tout y
déposent communément leurs œufs, et les
habitent de préférence. Pour les dépurer, il
faut les soumettre à l'ébullition, qui les fait
périr, et donne lieu à l'évaporation des principes putrides qui peuvent y être contenus·
Ce moyen vaut beaucoup mieux que celui
des filtres, qui est le plus commun, mais
qui ne leur enlève ni ces miasmes putrides,
ni les sels, ni le mauvais goût qu'elles ont
contractés: le plus efficace sans doute serait

---

que celle de Chambéry; et si le teint de ses habitans,
sur-tout celui du sexe, est beau et annonce une bonne
santé, c'est à l'eau qu'ils boivent, et à la bonté de l'air
qu'ils respirent, que sont dûs ces avantages. Il est même
d'expérience que les étrangers qui séjournent pendant
quelque temps dans cette ville, participent aussi, peu
de temps après leur séjour, de ce bienfait de la nature.

(2) On pourrait procurer aux eaux de citerne, de
toutes les plus insalubres, une espèce de mouvement,
en les faisant passer d'une citerne à une autre, ou en
leur procurant un courant.

celui de la distillation. Au reste, la chimie fournit des procédés par lesquels on peut, avec plus de certitude, reconnaître la pureté des eaux, mais qui seraient d'une exécution pénible dans nos besoins journaliers. La médecine diététique, pour parer à l'insalubrité de l'eau, se contente des indices et des moyens qui viennent d'être exposés.

Cependant des expériences nouvelles ont prouvé que les eaux les plus impures, filtrées à travers la poussière de charbon ordinaire, en sont sorties claires, limpides, sans aucun mauvais goût, et pouvaient très-bien servir aux usages domestiques, sans aucune crainte de nuire à la santé. Au reste, les journaux ont parlé, dans le temps, d'un étranger, qui vendait à Paris des filtres, rendant les eaux les plus troubles et les plus puantes, très-limpides et sans aucune odeur, ni saveur. Des épreuves de cette invention ont été faites publiquement en présence de personnes très-instruites et très-probes, qui ont été témoins de la vérité du fait et de la réussite de l'annonce.

On connait les filtres de charbon de

MM. Smith et Cuchet, qui rendent, en tout temps, les eaux claires, limpides et savoureuses ; ces filtres sont une application heureuse de l'expérience de Lowits. M. Alexandre a formé un établissement à Bordeaux, analogue et propre à clarifier l'eau de la Garonne, par un procédé différent dont le résultat est aussi satisfaisant ; il ne se sert ni de sable, ni d'éponges, ni de charbon pilé, mais il fait passer l'eau à travers les tubes capillaires que forme, par son tissu, une toile de coton déjà à moitié usée. On connaissait déjà depuis plus de dix siècles, qu'une mèche ou un ruban de laine qui trempe dans un vase où il y a un liquide, et qui pend en dehors, sert bientôt de conduit à la liqueur qui se filtre et s'écoule jusqu'à ce que le vase soit presque vide ; mais on n'avait pas adapté cette expérience de physique à la purification en grand de l'eau trouble (1).

_____

(1) MM. Vivien, ferblantier ; et Cazalet, chimiste et physicien, ont imaginé un nouveau reverbère, qui consomme un quart moins d'huile que les reverbères ordinaires ; la flamme de la lampe est fort belle et ne donne point de fumée, quoiqu'elle ne soit pas renfermée dans un cylindre de verre, comme lès lampes à double courant.

La plupart des hommes boivent de l'eau, le plus souvent sans réfléchir à l'effet bon ou mauvais qu'elle produit sur l'état de leur santé. Cette substance, si indifférente parcequ'elle est si commune, est plutôt avalée par habitude que par goût. On trouve de l'eau par-tout ; d'ailleurs elle ne coûte rien ou très-peu à ceux qui ne peuvent pas boire du vin ; c'est la boisson des pauvres et des malheureux ; et certainement elle cause infiniment moins de maux physiques et moraux, que l'usage du vin, qui paraît ne nous avoir été donné que comme une liqueur promptement restaurante dans certains cas où peut se trouver l'homme civilisé. Il y a sans doute un nombre bien plus grand de nations privées du jus de la vigne, que de celles qui n'ont que l'eau pour boisson, et dont les individus sont cependant aussi forts et aussi courageux que les autres. Au reste, l'eau est très-commune ; elle est nécessaire à tous les êtres vivans, et contribue autant à l'entretien de leur vie, qu'à leur propagation, en leur fournissant une boisson douce et légère : elle est encore, sous ce rapport, un des meilleurs dissolvans pour favoriser la digestion des alimens; et il serait même difficile à l'homme d'exister sans ce liquide bienfaisant. Elle s'allie parfaitement bien avec toutes les substances grasses, malgré son peu d'affinité avec elles, par le moyen de la qualité savoneuse de la bile : aussi observe-t-on que les bûveurs d'eau sont de forts mangeurs, parce qu'ils digèrent beaucoup mieux et plus promptement que les bûveurs de vin. Elle fournit en outre de nouveaux secours à nos humeurs épuisées par l'action de la vie et par celle d'une transpiration continuelle : elles seraient bientôt, sans le secours de l'eau, réduites à une sécheresse et à une corruption affreuses, dont la désorganisation de toutes les fonctions de l'économie animale deviendrait promptement la suite. C'est donc, à coup sûr, à notre sensualité que l'on doit attribuer les différens sucs et souvent très-trompeurs que l'on ajoute à l'eau pure et simple que nous offre la nature.

L'abus général du vin, des liqueurs spiritueuses et du café, qui a presque gagné toutes les classes de la société, est sans doute une des causes de la dégradation dans laquelle les vrais observateurs voyent insensiblement tomber l'espèce humaine. Aussi les anciens buvaient-ils très-peu de vin, et seulement dans la proportion qu'ils appelaient *diatessaron*, c'est-à-dire, trois quarts d'eau sur un quart de vin. En effet, ne voit-on pas cet abus commencer même dès les premières époques de la vie; et l'expérience ne prouve-t-elle pas que l'accroissement chez les enfans qui ont été de bonne heure accoutumés au vin et au café, se fait beaucoup moins bien et beaucoup plus tard que chez ceux qui ont toujours fait usage de l'eau pure pour boisson? Tous les organes se développent beaucoup plus facilement chez ces derniers, et ils exé-cutent tous les mouvemens plus prompte-ment et avec une souplesse surprenante. Et si la goutte et les rhumatismes sont devenus des maladies si communes et accompagnées de douleurs si cuisantes, c'est, à n'en pas douter, au vin, aux liqueurs spiritueuses et à l'usage extrêmement général du café, chez les pauvres comme chez les riches, qu'il faut l'attribuer. Les gens de lettres,

ceux qui cultivent les sciences, s'en trouveraient infiniment mieux, malgré le préjugé
vulgaire, s'ils ne buvaient que de l'eau ;
tous leurs sens extérieurs s'éloigneraient bien
plus tard de l'état naturel, et les produits
de leurs facultés intellectuelles en seraient
bien meilleurs, plus nets et mieux suivis :
ils éviteraient d'ailleurs les atteintes nerveuses,
auxquelles ils sont devenus si sujets, les
indigestions et leurs suites, les hémorroïdes,
les maladies de la vessie urinaire, et sur-tout
la perte du sommeil, une des causes les plus
destructives de la santé.

Au reste, l'eau, comme boisson, doit être
prise en quantité proportionnelle à celle des
alimens : si vous n'en buvez que très-peu, leur
dissolution ne se fera que très-imparfaitement,
ou avec une lenteur si démesurée, que les
alimens suivans arriveront dans l'estomac
avant que les précédens en soient sortis ; et
alors vous contracterez à la longue plusieurs
infirmités, que vous ne soupçonnerez pas
seulement devoir attribuer à cette cause. Si
vous tombez dans l'excès opposé, vos alimens
seront trop délayés ; l'affaiblissement de l'es-

tomac s'ensuivra, et ne fournira plus au sang qu'un chyle crud et mal élaboré : de là l'origine d'une myriade de maux différens. Aussi ne voit-on pas vivre long-temps , ou sans souffrir plusieurs infirmités, ceux qui, après leur dîner, sont très-altérés sans une cause bien apparente, et qui boivent beaucoup, dans le cours de la journée, de toutes les boissons qu'ils imaginent pouvoir appaiser cette soif habituelle. J'ai plusieurs observations sur ce fait, que m'a fournies la pratique, dont le pronostic fâcheux que j'en portais a toujours été confirmé par une issue malheureuse.

Cependant, malgré les excellens secours que procure à l'économie animale la boisson de l'eau pure, il est néanmoins des cas où il convient d'y ajouter un peu de vin (1); c'est celui où, excédé de fatigue et de chaleur, on se livrerait imprudemment à celle de l'eau froide, sur-tout lorsque la transpiration serait

_____

(1) Je prie les lecteurs d'observer que c'est comme remède que je le conseille alors, et qu'on ne peut prendre ici cet avis pour une contradiction dans mes principes.

portée

portée à un très-haut degré. Les acides
végétaux, ou les minéraux adoucis par le
sucre et mêlés à l'eau, forment une boisson
aussi agréable que salutaire, en s'opposant
à la putridité des humeurs; et cette boisson
vaut infiniment mieux que toutes les
tisanes, dans les fièvres de ce genre. Enfin
chacun sait que l'eau froide est un excellent
tonique, et rétablit souvent un estomac
relâché, avec autant de succès que les meilleurs toniques pharmaceutiques.

Parmi le nombre des eaux douces réunies
en masse sur la surface de la terre, on
doit y comprendre aussi les eaux de puits,
de source, de fontaine, celles des fleuves,
des rivières et des lacs, les eaux croupissantes et celles qui sont isolées.

Les puits sont des réservoirs d'eau prati-
qués à la surface du terrain, par des creux
profonds dans les lieux où l'on soupçonne
y en avoir; souvent même on est obligé,
pour l'obtenir, de pénétrer à de très-grandes
profondeurs. Les eaux de puits existent
presque toujours dans des terrains salins;
pour être bonnes et salutaires à boire,

6

elles exigent beaucoup de conditions , et doivent couler à travers le sable : elles sont au contraire très-crues , lourdes et malfaisantes , si elles passent et coulent sur la terre glaise ; elles le seraient encore si le fond du puits était marécageux , ou si elles contenaient du gaz hydrogène. Les puits en outre doivent toujours être placés fort éloignés des étables, des amas de fumier, ou de quelques autres lieux qui pourraient leur communiquer quelque saveur désagréable ; on doit sur-tout tenir les puits toujours à découvert , afin que l'air puisse facilement y aborder. En général , les eaux de puits ne sont pas saines ; elles contiennent des substances terreuses , qui ne s'assimilent point à nos humeurs, et fournissent aux viscères des principes d'obstruction qui , par la succession de leur usage , ne tardent pas à se développer; plus les puits sont profonds , moins leurs eaux sont insalubres ; cependant on devra préférer , autant qu'on pourra , à leurs eaux, celles de rivière qui sont bien meilleures pour dissoudre le savon , pour la cuisson des légumes , et pour l'usage qu'on pourrait en faire dans les arts.

Les eaux de fontaine sont celles qui,
sortant à travers quelques couches de terre,
sont recueillies dans des bassins, d'où elles
coulent continuellement, ou dont l'écoulement peut être interrompu par des causes
quelconques ; et les eaux de source sont
celles dont l'issue se fait à la surface de la
terre, par des conduits naturels et souterrains ; il n'y a donc d'autre différence entre ces
deux eaux, si non que l'une est versée,
pour notre commodité, au moyen de canaux,
de regards et d'un bassin faits par l'art ; et
que l'autre se puise tout naturellement à la
place où elle s'est fait jour, et y jaillit souvent
par un bouillonnement qui en écarte le sable
et les autres corps étrangers. On peut donc
conclure de là que l'une et l'autre de ces eaux
sont assez pures, très-propres à abreuver
les animaux, et à tous les usages de la vie.

Les eaux de rivière et de fleuve prennent leur origine de différentes sources qui,
en se réunissant, fournissent à l'entretien
constant de leurs cours. Ces eaux valent mieux
que celles de source ; elles sont plus légères
et ont moins de crudité, quoique cependant

moins flatteuses au goût. C'est à leur mouvement, sur-tout quand il est rapide, qu'elles
doivent leurs bonnes qualités; elles les perdent
au contraire, si leur marche se fait avec
lenteur, et plus particulièrement encore si
leur lit est gypseux, noir ou bitumineux.

Les eaux de lac, qui sont douces, qui
n'ont aucune saveur désagréable, et qui ayant
un certain écoulement, quoique peu sensible,
sont soupçonnées provenir de sources souterraines, et peuvent sans contredit être
employées aux usages et aux besoins de la
vie. Mais les eaux dormantes et croupissantes,
telles que celles des étangs, des marais et
des mares, sont les plus dangereuses à boire,
et plus encore, si elles sont troubles, muqueu-
ses, verdâtres; si les plantes connues sous le
nom de *conferves* y croissent en quantité,
et si l'on y apperçoit des insectes. Elles
causent des dyssenteries affreuses, des hydro-
pisies difficiles à guérir, des fièvres quartes,
des putrides de mauvais caractère, parmi les
hommes; et des épizooties désastreuses, les
animaux étant plus sujets à s'en abreuver,
et le plus souvent confiés à la garde de jeunes

bergers qui, n'en connaissant point les dangereuses conséquences, n'y font ancune attention. Il faut entièrement abandonner ces
sortes d'eaux, ou, si l'on est absolument
contraint de s'en servir, on doit y mêler
du vinaigre, ou toute autre espèce d'acide,
après les avoir fait bouillir, ou y avoir fait
infuser quelques plantes anti-septiques, même
les plus communes, telles que les racines
d'aristoloche ronde ou d'iris vulgaire, des
feuilles de scordium, de melisse, de menthe,
de sauge ou de camomille ; des fleurs de
millepertuis ou de roses rouges ; des semences
de fenouil, d'écorce d'orange, ou de la canelle,
et autres semblables.

Après avoir parcouru en général les dif-
dérentes propriétés de l'eau dans son état
liquide, j'ai cru devoir en traiter aussi,
lorsqu'elle se trouve dans son état de glace ;
sous ce point de vue, la médecine l'emploie
encore souvent avec succès contre plusieurs
affections , soit intérieures , soit extérieures. Les boissons à la glace se donnent
dans les fièvres bilieuses, dans les dyssenteries causées et entretenues par des saburres

dans les premières voies, et qui, après avoir
été évacuées, ont laissé après elles une atonie
dans le tube alimentaire ; on les donne dans
les affections nerveuses provenant de la
même cause, et sur-tout dans certaines toux,
où le vulgaire regarde le médecin qui prescrit des boissons glacées, comme un assassin,
ou tout au moins comme un ignorant, parce
qu'il s'est écarté de la voie ordinaire : c'est
dans des cas semblables qu'il doit être ferme
dans son sentiment, s'il a sur-tout bien
conçu la cause du mal.

Les lavemens à la glace, ou seulement
à l'eau froide, sont très-utiles contre l'atonie
des gros intestins, lorsque les vents sont
renfermés dans leurs cellules, et que leurs
tuniques relâchées ne peuvent réagir sur eux
pour les chasser. Je les emploie avec beaucoup d'efficacité contre des hémorroïdes
douloureuses et invétérées, et avec un succès
égal dans des coliques provenant d'excrémens
très-compacts qui croupissaient depuis long-
temps dans ces mêmes cellules ; et enfin
contre des douleurs poignantes causées par
de petites ulcérations qui ont leur siège dans
l'extrémité du rectum.

La glace, appliquée extérieurement, a souvent réussi dans des hémorragies nazales et utérines, et sauvé la vie, dans ces dernières, à des femmes qui allaient évidemment périr, sans ce secours. Hippocrate, ce grand observateur, avait déjà conseillé l'usage de l'eau glacée dans plusieurs circonstances, et sur-tout contre des douleurs et des tumeurs dans les articulations, pourvu néanmoins qu'il n'y eût pas des ulcérations; et au moyen de ce topique, il est souvent parvenu à calmer celles qu'occasionnaient ces sortes de maux.

D'après tout ce qui vient d'être exposé, on doit inférer que l'eau est la substance la plus salutaire à l'homme; sa boisson lui fait sur-tout éprouver une sensation délicieuse et un calme qui ne peuvent être appréciés que par celui qui est pressé d'étancher sa soif. Quant à ses usages économiques, qui osera disconvenir que l'eau ne soit absolument nécessaire pour la préparation de nos alimens? et qu'est-ce qu'un bouillon, sinon de l'eau chargée du suc des substances animales ou végétales, dont nous avons besoin chaque

jour? Pourrait-on préparer la plupart des
médicamens en général sans son intermède; et que deviendrions-nous enfin sans
elle, pour obtenir la propreté de tous les
vases qui nous servent, pour celle de nos
vêtemens et de notre propre corps?

Je ne dirai rien de l'eau de la mer, comme
boisson; peu de personnes ignorent qu'elle
n'est pas potable, à cause de son goût salé
et dégoûtant, qui est en même temps nuisible à l'estomac de ceux qui veulent en user.
On a fait beaucoup de recherches pour la
dessaler; des physiciens célèbres et d'habiles
chimistes ont proposé divers moyens pour
y parvenir : j'ignore si les uns ou les autres
ont complètement réussi, au moins d'une
manière aussi aisée en mer que dans un la-
boratoire. Certainement celui qui résoudra
ce problême par un procédé commode et
peu dispendieux, aura bien mérité des navi-
gateurs et du gouvernement auquel il
appartiendra.

L'eau de la mer ne peut donc pas convenir
à l'homme pour sa boisson. On doit encore
regarder comme nuisibles les eaux qui coulent

dans le voisinage de certaines mines, ou qui passent à travers des terrains schisteux ou calcaires: ces dernières donnent à nos humeurs un certain degré d'épaississement et de ténacité propre à engorger le système glanduleux, et à fournir aux reins des germes calculeux; de là les goitres et les graviers de la vessie urinaire. On a cru, pendant quelque temps, que les bains de l'eau de mer avaient une vertu particulière pour la guérison de l'hydrophobie; mais l'expérience a malheureusement constaté que s'ils ont procuré quelque soulagement aux hydrophobes, c'est plutôt au saisissement subit qu'ils ont éprouvé par cette immersion, qu'à un effet salutaire qui puisse être dû à une propriété spéciale de cette eau. Au reste, cette maladie affreuse pourrait peut-être se guérir, si on la versait sur le corps du malade, ainsi que le conseille Boheraave, ou si on l'y baignait jusqu'à ce que l'horreur de l'eau cessât entièrement.

Enfin, quoi qu'il en soit des divers usages qu'il est possible de faire de l'eau de mer, on ne peut cependant pas douter de l'utilité des bains que l'on y prend contre plusieurs maladies; et les médecins anglais, en prouvant cette utilité par la théorie et par l'expérience, ont provoqué des établissemens de ce genre, qui ont singulièrement été multipliés dans leur pays, sur-tout à Margate et dans la presqu'île de Thanet. Comment se fait-il que la nation française, industrieuse en tout, et qui possède une grande étendue de côtes sur la méditerranée et sur l'océan, n'a pas encore songé à établir quelques bains de cette espèce? Il est certain que plusieurs malades y amélioreraient ou y recouvreraient la santé; et que ceux qui sont bien portans, en les fréquentant aussi par mode ou par plaisir, en rapporteraient un état encore meilleur que celui qu'ils avaient auparavant. Au reste, quant à la manière d'user de ces bains, ainsi que de leurs effets et des maladies pour la guérison desquelles ils sont efficaces, il faut consulter l'ouvrage du docteur Buchan, dans le tome 29, sciences et arts, du journal britannique, qui en donne une analyse très-satisfaisante.

Parmi les eaux douces dont les hommes et les animaux peuvent faire leur boisson,

on doit aussi compter , comme on l'a dit ci-
devant, non-seulement l'eau de pluie, mais encore celles qni tombent du ciel sous la forme
de météores aqueux , tels sont les brouillards , la rosée , la neige , la grêle et le
givre. Les brouillards et la rosée se présentent sous un aspect aqueux , qui , dans une
nécessité extrême , pourrait encore , quoiqu'avec beaucoup de difficultés , suffire , et
remplacer l'eau. La neige , la grêle et le
givre , qui ne sont que de l'eau sous une
forme solide , deviendraient infiniment plus
propres à être substitués à l'eau commune
que celle des deux précédens ; mais on ne
peut trop se procurer la neige et le givre
qu'en hiver et dans les climats froids. Quant
à la grêle , c'est un météore que l'on voit
plus communément en été ; et qui n'est jamais ni bien abondant ni assez universel pour
être d'une certaine ressource dans une grande
pénurie d'autre eau , qui serait nécessaire à
un grand nombre d'individus.

La pluie, dont l'utilité est si généralement
reconnue, n'est qu'un amas de gouttes d'eau
dissoutes dans l'atmosphère, qui, se réunis-

sant par une cause quelconque, et qui étant
plus pesantes que chaque molécule d'air qui
les tient suspendues, tombent par cette même
raison sur la terre dans certains temps du
jour, et le plus souvent pendant la nuit.
L'eau de pluie contient plusieurs différens principes, en plus ou moins grande proportion,
suivant les lieux et les saisons où elle a lieu.
On croit que celle qui tombe après une grande
sécheresse, n'est pas très-pure; et Boheraave
prétend que la pluie tombée par un grand
vent accompagné de beaucoup de chaleur,
est la plus sâle de toutes, parce qu'elle porte
avec elle une quantité de semences de plantes
et d'œufs d'insectes, qui, par leur corruption,
rendent l'eau de mauvaise qualité. Cependant
la pluie recueillie avec soin dans un temps
frais, passe pour être fort bonne ; mais la
prudence dicte de ne se servir des eaux de
pluie, que lorsqu'on ne peut se procurer
celles qui coulent à la surface de la terre.

La neige n'étant qu'un amas de flocons
d'une très-grande blancheur, cristallisés et
confusément réunis sous une forme solide
par un certain degré de froid, se résout en

eau par la fonte qu'elle éprouve, et peut servir comme telle aux besoins de l'homme lorsqu'il serait privé d'eau. Il y a dans l'eau de neige, comme dans celle de pluie, plusieurs corps étrangers qui altèrent sa pureté ; et Bergman pense qu'étant privée de gaz et d'acide carbonique, elle est, pour cette raison, nuisible aux animaux. Au reste, il paraît très-vraisemblable que la neige fournit une grande quantité d'eau aux ruisseaux et aux fleuves, et qu'ainsi elle peut être employée dans les mêmes circonstances où l'on emploîrait la glace. Il est donc facile, d'après ce qu'on vient de dire, d'apprécier les qualités de l'eau de neige pour nos besoins.

Lorsque les gouttes de pluie ont été congelées en passant à travers une atmosphère froide, et qu'elles tombent ainsi sur la terre avant d'avoir subi le dégel, elles forment ce qu'on appelle *grêle*, dont la nature est la même que celle de la glace; mais les grains de grêle que l'on voit tomber, plus ou moins gros, sont un effet causé par différentes circonstances qui sont plus du ressort de la physique, que de la médecine proprement dite.

Le *givre* ou le *frimat* est formé par un assemblage de vapeurs aqueuses qui, tombant sur certains corps, tels que les arbres, le poil des animaux, les vêtemens des hommes, et autres semblables, y rencontrent un froid suffisant pour qu'elles prennent la solidité de la glace. Lorsque l'atmosphère est très-froide, on voit même l'haleine qu'expirent les animaux, se congeler de la même manière en sortant de leur bouche. D'après la composition de la grêle et du givre, l'eau qui provient de la fonte de ces deux météores, est donc de même nature, et il n'y a qu'une très-grande nécessité qui puisse nous déterminer à en faire usage.

Les molécules d'eau qui, par l'action du soleil, s'élèvent sous la forme de vapeurs dans l'atmosphère, et qui se condensent par le froid de la nuit, constituent ce qui est connu sous le nom de *rosée :* elle s'attache particulièrement aux plantes, aux pierres et à tout ce qui est froid ou d'une température moindre qu'elle. Aussi ce météore n'a guère lieu que par un temps sec et serein; et ce qu'on nomme *gelée blanche*, n'est que la rosée congelée. La rosée est donc aussi de l'eau ; mais sujette à se corrompre plus promptement que celle de pluie, de quelle manière qu'on la recueille : encore faut-il avoir la précaution, si l'on veut se la procurer pure, de ne pas ramasser celle qui serait près de la terre, ou sur quelques plantes qui pourraient lui communiquer des parties hétérogènes ou malfaisantes, mais la recevoir dans des vases de verre ou de grès, et peu de temps avant le coucher du soleil. La nature de la rosée est peu différente de celle de l'eau, elle est aussi sans saveur, si on parvient à l'avoir pure. L'eau de la rosée, au défaut de toutes celles dont on vient de parler, peut donc leur être substituée dans les mêmes circonstances.

CHAPITRE II.

Des Eaux minérales en général.

Toutes les eaux, si on le prend à la rigueur, pourraient être regardées comme minérales; mais on est convenu de n'appeler de ce nom, que celles qui, en sortant de la terre, tiennent en dissolution, par des intermèdes quelconques, des substances salines, terreuses ou métalliques. Elles sont particulièrement caractérisées par une pesanteur plus grande que l'eau ordinaire, par une odeur et un goût que lui communiquent les différens mixtes qui y sont contenus, et par les effets qu'elles produisent sur l'économie animale, soit qu'on en use intérieurement, soit extérieurement. Comme les métaux ne sont dissolubles dans l'eau, que lorsqu'ils sont combinés avec certains principes, et réduits sous la forme saline, il s'ensuit qu'il n'y a pas d'eaux minérales vraiment métalliques; que les réputées pour telles ne sont, à proprement parler, que salines, ou lorsque leurs minéralisateurs se trouvent dans la classe des corps salins.

Les eaux minérales diffèrent entr'elles par les diverses substances qu'elles contiennent; elles intéressent sous le rapport des sels qu'elles fournissent, et il est rare d'en trouver où il n'y en ait qu'une seule espèce. Les muriates et les composés martiaux, sont les corps que l'on y rencontre le plus

fréquemment

fréquemment. Elles intéressent encore plus
particulièrement sous le rapport de leurs
vertus médicinales : l'un est l'objet de l'analyse chimique, et l'autre appartient totalement
à la médecine pratique, comme médicament.

On divise les eaux minérales en chaudes
ou thermales, et en froides ou acidules : les
premières sont appelées en latin , *aquœ
medicatœ calidœ*, ou simplement *aquœ ther-
malés*; elles sont toujours douées d'un degré
de température au-dessus de celui de l'atmosphère; et les différens degrés de chaleur
dont elles jouissent, établissent encore une
différence entr'elles, puisqu'il y en a qui
vont au degré de l'eau bouillante; et d'autres
qui sont simplement au-dessus de la chaleur
de l'air ambiant. Elles ont presque toutes
l'odeur du soufre commun, et une saveur
qui lui est analogue : cette odeur et cette
saveur se font encore plus ou moins appercevoir dans les unes que dans les autres.

La cause de la chaleur des eaux thermales
a, pendant long-temps, exercé l'esprit des
physiciens ; on ne peut pas même l'assigner
d'une manière bien positive et bien satisfai-

7

sante. L'on n'a encore, jusqu'à-présent, que
des probabilités à ce sujet ; cependant il est
assez vraisemblable que ces eaux rencontrent
dans leur cours, des amas de pyrites ou de
quelques autres substances qui, étant humec-
tées, s'échauffent en se décomposant, et
leur communiquent un degré de chaleur
plus ou moins durable , ou plus ou moins
grand, suivant la nature et la quantité de
ces mêmes corps. La chaleur que contractent
ces eaux peut être regardée comme une qualité accidentelle, de même que les principes
qui entrent dans leur composition ; car si
elles sortent de la terre peu de temps après
la décomposition et la déflagration de ces
matières, elles conserveront encore leur
chaleur, et formeront alors des eaux thermales. Mais si après avoir passé sur la couche
de ces substances, sur-tout si elle n'est
pas bien considérable , alors elles coulent
pendant long-temps à travers les terres, leur
chaleur se dissipe peu à peu par le contact
des corps froids qu'elles rencontrent ; et d'eaux
minérales chaudes, elles peuvent devenir des
eaux minérales froides, dans la supposition

qu'outre la chaleur, elles continssent encore quelques autres substances minérales.

Les eaux minérales *acidules*, connues aussi sous le nom de *gazeuses*, sont celles où l'acide carbonique est dominant: elles contiennent des sels minéraux soit à base métallique, soit à base terreuse; et leur température est en même temps au-dessous, ou du moins égale à celle de l'atmosphère. On les nommait en latin, *aquæ minerales frigidæ, vel acidulæ*: dénomination erronée, puisqu'il y a des eaux acidules qui sont en même temps chaudes ou thermales; telles sont les eaux de Vichy, du Mont-d'Or et de Chatel-Guyon. On en distingue de plusieurs espèces, suivant leurs divers principes. Les eaux acidules sont beaucoup plus communes que les thermales; le département du Mont-Blanc (anciennement Savoie), en présente plusieurs sources, sans parler de celles qu'on trouve dans ses différens cantons: celles du ci-devant Chablais dans le département du Léman, connues sous le nom des *eaux d'Amphion* , sont du nombre des ferrugineuses très-renommées, et y attirent;

par leurs admirables vertus, une multitude d'étrangers dans la belle saison.

Presque toutes les eaux acidules sont caractérisées par un goût piquant et stiptique, et par les bulles qu'en dégage le gaz qu'elles contiennent. On y trouve, le plus ordinairement, des sulfates de magnésie (ou sel d'Epsom) ; de fer (ou vitriol de mars); de chaux (ou sélénite); de soude (ou sel de Glauber); du muriate de soude (ou sel marin); des carbonates de soude (ou alkali minéral); de chaux (ou craie); de magnésie (ou terre magnésienne).

La chimie, en analysant les différentes eaux minérales, est parvenue à en former d'artificielles, sur-tout quant aux acidules. MM. Venel, savant chimiste et médecin, de Montpellier, et Le Roy, professeur de cette même faculté, ont proposé des procédés pour les imiter : ce dernier prétendait même qu'on pouvait en composer, qui ne le céderaient en rien aux eaux de Balaruc et de Bourbonne, si on les employait de la même manière et au même degré de chaleur (1).

(1) Journal de médecine, novembre 1771.

Enfin les choses en sont venues à un tel point, que la cupidité, ou, pour parler plus franchement, la charlatannerie, a élevé des fabriques d'eaux minérales de presque toutes les espèces chaudes ou froides, afin de suppléer à celles connues, qui jouissent de quelque célébrité; et ce qu'il y a de plus surprenant et de honteux en même temps, c'est que des médecins, d'ailleurs recommandables par leurs connaissances, et qui pratiquent l'art de guérir dans de grandes villes, aient osé et osent encore soutenir de pareilles manufactures, en conseillant de semblables remèdes à des malades ou de bien bonne foi, ou bien dépourvus de sens commun, pour ne pas comprendre l'abus et le vide de ces conseils, et l'arrière-pensée qui doit en naître dans l'opinion publique. Car qui voudra croire avec quelque confiance, que la chimie, malgré toutes les belles découvertes qu'elle a faites et fait encore chaque jour, puisse, par ses procédés, imiter les produits de la nature, dont les ressources et les moyens sont encore couverts d'un voile épais dans une multitude innombrable de résultats qu'elle nous offre chaque jour? Je demande, par exemple, si un particulier qui désirerait une bouteille du bon et vrai bourgogne, irait la chercher chez le marchand de vin qui aurait une manufacture ouverte des meilleurs vins connus? il aurait bien le bon esprit de penser que ce marchand est un fripon public que la police devrait faire punir, et il préférera sans doute s'adresser à un honnête fermier ou à un propriétaire, qui lui vendront ce vin pur, sans fraude et sans addition d'aucun ingrédient, en un mot, sortant des mains de la nature. Je prie le lecteur de faire l'application de cet exemple à la composition des eaux minérales artificielles, et il aura la vraie solution de la charlatannerie de ce problême minéralogico-artificiel. Il est glorieux sans doute pour la science, d'avoir pu, dans quelques cas très-rares, imiter la nature; mais l'imitation n'est qu'une copie, et jamais, dans quel genre connu que ce soit, les copies n'ont valu les originaux.

D'ailleurs, la chimie, malgré toutes ses belles découvertes, n'a encore pu, dans ses laboratoires, parvenir à imiter le lait animal, à faire un composé tel que le chyle, à former de la bile ou des sucs gastriques qui puissent remplacer ceux que la nature forme chaque jour dans le sien, quoique la chimie ait déjà analysé toutes ces substances. Les plus célèbres chimistes et ceux-là certainement de bonne foi, avoueront l'impuissance de la science pour arriver à ces résultats : nous avons encore besoin, diront-ils, d'acquérir de nouvelles connaissances, de faire de nouvelles études, qui ne sont peut-être réservées qu'à des siècles bien reculés.

En général, les eaux minérales ont été regardées de tout temps par les médecins, comme de très-grands remèdes contre plusieurs maladies. L'histoire nous apprend que l'empereur Auguste et Horace en usèrent avec des succès heureux. On croit cependant qu'Hippocrate et Galien ne les connurent que superficiellement ; et il n'est pas douteux qu'elles sont de nos jours très-fréquemment employées, et avec beaucoup plus de connaissance qu'autrefois ; il y en a même quelques-unes qui passent pour des spécifiques dans certaines maladies, et leur efficacité devient de jour en jour plus constatée dans plusieurs circonstances : aussi la nature, toujours attentive à nos besoins, nous en a-t-elle abondamment pourvus, et les a distribuées dans les divers climats, suivant les tempéramens et la manière de vivre de leurs habitans. La France et l'Allemagne en possèdent sur-tout beaucoup, de diverses espèces; l'Angleterre, l'Irlande et l'Italie en sont également pourvues; mais elles sont rares en Espagne. Ceux qui sont un peu au fait de l'historique de ces eaux, n'ignorent pas combien grande est la foule des étrangers de tout état qui affluent chaque année à celles de Spa et d'Aix-la-Chapelle; et leurs habitans, qui en connaissent les excellentes propriétés, peuvent seuls évaluer les sommes que chacun y laisse en partant.

CHAPITRE III.

Du local et de la situation des eaux d'Aix.

Aix est une petite ville sur la route de Genève, distante de deux lieues de Chambéry; elle paraît tirer son nom des eaux

dont il est ici question (1), que renferme
son enceinte, comme les villes d'Aix-la-
Chapelle, d'Aix-en-Provence et autres, où
il y a des sources minérales froides ou chaudes.
Elle est située dans un aspect agréable, au
bas d'une montagne qui est à son levant,
et dont elle est éloignée de près d'une lieue;
à son couchant elle a le coteau de Tresserve,
qui lui offre en perspective un rideau des
plus charmans, à l'extrémité duquel et au nord
on voit le lac du Bourget, qui en rend encore

(1) Il est assez étonnant que M. Albanis Beaumont,
dans le 1.er tome de sa description des Alpes Grecques
et Cotiennes, à la note de la page 155, trouve qu'il y
a des probabilités que la ville d'Aix tire son nom d'un
temple dédié au dieu Mars des Celtes ou *Hésus*, qui
existait anciennement dans cette ville; tandis qu'il est
bien plus simple d'attribuer le nom d'Aix à l'existence
des eaux que possède d'un temps immémorial cette ville,
qu'à celle d'un temple dont l'existence est absolument
incertaine, et qui n'est fondée que sur des apparences;
tandis que les probabilités sont toutes en faveur des
eaux, et totalement contraires au mot *Hésus*, qui n'a
pas le moindre rapport avec celui d'*Aix*. D'ailleurs, les
villes d'Aix-la-Chapelle et d'Aix-en-Provence n'ont,
comme celles d'Aix du Mont-Blanc, été ainsi nommées,
que par rapport à leurs eaux. Au reste, on n'est point
obligé de faire des efforts d'érudition pour les appeler
d'un nom que la nature seule indiquait au bon sens.

la vue plus riante. Ce lac, qui n'est qu'à un quart de lieue d'Aix, lui fournit abondamment du poisson fin et délicat. On trouve du même côté, en sortant de la ville, des prés et des champs terminés par la colline et le vignoble des Touvières, dont le vin, lorsqu'il est vieux et bien pur, a un très-bon goût, se digère fort aisément, et convient aux malades qui usent des eaux. Le grand chemin qui conduit à Chambéry est à l'aspect du midi, et forme une belle avenue où chacun va se promener et respirer un air pur et tempéré; à droite et à gauche sont de petites collines, des prairies et des champs qui en augmentent encore la salubrité. En général la ville d'Aix est dans un climat doux et excellent pour la santé : il y fait plus chaud, et les fruits y sont généralement plus précoces qu'à Chambéry. Elle est à l'abri des vents d'est, par la montagne à laquelle elle est adossée; et le mont du Chat, qui est en face, en rompant, par sa hauteur et son étendue, le courant presque constant des vents froids et humides d'ouest, diminue beaucoup leur action. Comme la vallée

d'Aix est resserrée entre ces deux montagnes, il doit presque toujours y régner un
courant d'air qui, se renouvelant à chaque
instant, en maintient la pureté; si l'on ajoute
encore à ce courant celui des vents du nord
et du midi, qui y soufflent aussi fréquemment, les vapeurs qui seraient propres à
corrompre l'atmosphère, en sont chassées
et portées au loin. Les environs d'Aix, très-
fertiles en bons grains, doivent nécessairement procurer du pain succulent et de la
volaille de bon goût : les montagnes d'alentour
fournissent abondamment de bons fruits et
un excellent laitage. D'après cette courte
description topographique qui seule suffit
aux malades, et ne peut les ennuyer par des
détails aussi fatigans que minutieux, on doit
en inférer qu'on y respire un air très-salubre,
et que les alimens y sont de très-bonne qualité : deux points absolument essentiels, et
qui concourent très-efficacement à leur santé
et à l'action salutaire des eaux.

Deux sources d'eaux thermales ont toujours existé à Aix, et cette ville n'a été
certainement bâtie dans ce lieu, que par

rapport à ces eaux. Les hommes les moins instruits ont bien compris de quelle vertu devaient jouir des eaux qui sortaient de la terre avec un degré de chaleur et une odeur bien différentes de toutes celles qu'ils voyaient couler à sa surface; ils ont justement présumé que, douées de semblables qualités, elles ne pouvaient que produire des effets analogues; que le tâtonnement d'abord, et ensuite l'expérience leur ont suggéré de les appliquer aux usages civils et à ceux qui regardent particulièrement la santé, en les jugeant capables de soulager quelques-uns des maux auxquels ils étaient en proie. Il leur a fallu un certain temps et une série de faits heureux et malheureux, pour déterminer les points précis dans lesquels l'usage de ces eaux convenait ou ne convenait pas, ainsi pue du mode dont on devait s'en servir pour obtenir ce qu'on cherchait : *ars longa, vita brevis, judicium difficile*, a eu raison de dire Hippocrate, l'un des plus beaux génies de l'antiquité. Ainsi les eaux d'Aix auront donc peu à peu acquis de la célébrité, dans la même proportion et de la même manière que la plupart des remèdes justement renommés pour l'usage de la médecine. L'art de guérir est d'ailleurs un de ceux qui peut le plus se glorifier de son origine et de l'objet dont il s'occupe.

De la partie supérieure de la ville, dans la direction du midi au nord, sortent d'un roc calcaire ces deux sources, dont l'une a toujours été connue sous le nom d'*eau de soufre*, et l'autre, quoique très-improprement, sous celui d'*eau d'alun* (1); mais l'habitude de l'appeler *eau d'alun* est si forte et en même temps si ancienne, qu'elle sera probablement toujours ainsi nommée, et que d'ailleurs l'analyse n'a pu, jusqu'à-présent, la caractériser par aucune substance minérale dominante dans sa composition, tandis que l'autre l'est complètement par le soufre. La dénomination d'*eau de la fontaine de S.t Paul*, qu'on a voulu lui donner, est encore plus défectueuse; on en a moins l'habitude:

---

(1) Je dis *très - improprement*, puisque par l'analyse que j'en fis en 1773, et par celles qui en ont été faites dès-lors, il a été reconnu qu'elles ne contiennent pas seulement un atome de ce minéral.

elle ne tient à S.t Paul que par la proximité, et est absolument renfermée dans l'enceinte d'Aix. Au reste, n'ayons point ici la manie dont s'est emparée la fin du dernier siècle, qui a voulu changer toutes les nomenclatures, et a porté, par là, un tel embarras et une telle confusion dans différentes parties des sciences, que la génération actuelle et la future ne comprendront peut-être rien à la lecture des ouvrages qui ont été publiés jusqu'à la moitié environ de ce 18.e siècle. On appellera donc tout simplement, dans le cours de cet ouvrage, l'une des sources, *eau de soufre;* et l'autre, *eau d'alun,* pour être assuré de ne faire aucune équivoque et d'être entendu de tous.

Ces eaux, jusqu'à leur issue, coulent dans l'intérieur de terres couvertes de bois, de champs et de prairies, dont elles hâtent, d'une manière sensible, la végétation, par la chaleur qu'elles leur communiquent. Ces deux sources sont éloignées de 60 à 80 pas environ, l'une de l'autre; et l'on n'a absolument que des probabilités sur le lieu d'où elles proviennent. La montagne qui est au-dessus d'Aix, le trajet qui est entr'elle et la ville, ne donnent que des indices touchant leur origine. Les plus âgés des habitans d'Aix n'ont rien pu communiquer de satisfaisant sur ce point ; cependant quelques-uns de ceux qui passent pour les mieux instruits soutiennent que d'après une tradition ancienne de père en fils , on les croit venir des Bauges, pays éloigné de trois à quatre lieues, et que l'on soupçonne d'ailleurs être abondant en mines ; mais cette prétention n'est fondée sur aucun fait certain, et paraît purement hypothétique. Au surplus, il faut convenir aujourd'hui que, d'après la découverte faite dans le voyage de M. Thouvenel et de Bleton, que l'on a décrit ci-devant, les probabilités deviennent presque des certitudes.

Il existait, à la vérité, lors de ma première édition sur les eaux d'Aix, à un petit quart de lieue au-dessus des bains, une large ouverture au niveau du terrain, d'où l'on voyait sortir des vapeurs, et où l'on entendait un bruit semblable à celui d'une eau qui se précipite. Quoique seul, je tentai d'y pénétrer, croyant pouvoir y faire quelques

remarques; mais le passage était tellement
étroit, que je fus empêché non-seulement
d'aller bien avant, mais plus encore le haut
degré de température du lieu, et l'abondance
des vapeurs qui me suffoquaient, me con-
traignirent bientôt d'en sortir promptement
à reculons, le corps baigné de sueur, respi-
rant avec beaucoup de peine, et ce qu'il y
eut de pis, sans avoir pu en recueillir aucun
fruit pour la science. Cependant, s'il était
possible de faire quelques recherches exactes
et suivies dans cette grotte, on pourrait
peut-être parvenir à prendre la nature sur
le fait, et la forcer, pour ainsi dire, à nous
fournir quelques idées générales sur l'histoire
naturelle de ces eaux (1). Les eaux d'Aix

(1) C'est sans doute dans cette même caverne que
dit être descendu M. Socquet (voyez son analyse des
eaux d'Aix, pag. 52 et suivantes), et où il remarque
(voyez la note pag. 55) *de passage*. Sans doute il a
voulu dire, *en passant* (car autrement l'expression ne
serait pas du tout française), qu'il a soutenu pendant
30 minutes la haute température de cette grotte, pour
varier ses expériences aréométriques, thermométriques
et eudiométriques, et prendre une exacte description du
lieu. Certainement, dans ce cas là, M. Socquet et son
élève ont de grandes grâces à rendre à la providence

sont

sont très-abondantes, et on peut facilement en juger, si l'on considère sur-tout le volume qu'en verse la source d'alun, ainsi que

de l'incroyable constitution physique dont elle a bien voulu les favoriser ; on peut bien, à juste titre, leur appliquer le proverbe *gaudeant bene nati*. Quant à moi, qui étais alors, Dieu merci, d'un tempérament passablement robuste, et à qui la physiologie a donné quelques notions sur les fonctions animales, je n'ai pu faire aucune observation en *ique* dans ce petit Ethna ; et j'ai bien de la peine à croire, et plusieurs médecins ne croiront pas mieux que moi, que l'on ait fait autant de besogne, pendant un temps si court, dans une atmosphère si humide et d'une telle température (39 degrés du thermomètre de Réaumur), malgré la foule d'élèves et d'amateurs qui écoutaient aux portes. Et ce qui augmente encore ma surprise, c'est qu'il est assez difficile d'imaginer comment le pauvre élève a pu écrire sous la dictée de son maître toutes ces observations sans lumière (car il n'en est pas fait mention), et dans un local aussi chargé de vapeurs qui devaient nécessairement si bien humecter le papier, qu'il devenait impossible d'y tracer des lettres. Enfin, il faut lire cette note comique, *risum teneatis, amici*, pour n'y voir qu'un roman fait à plaisir, dont le sujet pourrait servir à la composition d'un poëme épique, où le maître et l'éléve figureraient comme de preux chevaliers, et qui, semblables à Orphée, ont osé affronter les enfers, en sont revenus, comme lui, sains et saufs, malgré la kyrielle de symptômes qu'ils ont éprouvés, et qui ne sont cependant pas les effets que la pathologie enseigne devoir être produits par une semblable cause.

8

par le nombre des fontaines établies dans chaque cabinet à douches, que fournit celle des eaux de soufre. On ne les a jamais vu tarir dans quelle saison que ce soit; cependant des éboulemens de terre qui se firent dans leur trajet, il y a quelques années, en interrompirent le cours, et faillirent à en faire perdre la source (1).

Un incendie ayant détruit la ville d'Aix,

---

(1) M. Socquet, en rendant compte de l'interruption du cours de l'eau d'alun par son canal ordinaire, causée par des éboulemens intérieurs, arrivés, il y a plusieurs années, avance, pag. 49, un fait qui n'est du tout point exact, lorsqu'il dit qu'on fit jouer des mines pour rompre les masses calcaires détachées, qui obstruaient le canal des eaux : je puis assurer, comme témoin oculaire de l'éboulement et du déblayement, qu'on n'employa aucune mine, qu'il n'en fut pas même question, et qu'elle ne fut nullement nécessaire. Les matières éboulées étaient plutôt des amas de terre, de graviers, de cailloux roulés, le tout amalgamé ensemble, que des masses calcaires ; de simples ouvriers avec des pelles et des pioches, en présence de l'architecte envoyé par l'intendant général, déblayèrent le tout, et furent les seules mines qu'on employa pour remettre les eaux égarées, dans la bonne voie ; on fut donc tout aussi prudent qu'on le serait aujourd'hui ; la chose d'ailleurs était si simple, qu'on ne commit pas la plus petite faute.

il y a très-long-temps (1), l'an 230, le feu
consuma les archives et tout ce qui pouvait
avoir rapport à l'historique des bains, ensorte
qu'on n'a jamais pu en connaître positivement
les premiers constructeurs; on présumait déjà
alors que c'était l'ouvrage des Romains; et
les beaux restes de leurs bains, découverts,
depuis lors, sous la maison et dans le jardin
de M. le chirurgien Perrier, et qui seraient
restés ignorés pour toujours, sans les fouilles
qu'il a faites, confirment pleinement l'ancienne
présomption en faveur de ce peuple. On voit
encore dans l'enceinte du château qui appartenait jadis aux anciens seigneurs d'Aix, un
escalier d'une solidité et d'un goût si analogues
à son génie, qu'il peut passer pour un chef-
d'œuvre d'architecture; il est même construit
d'une manière si commode, qu'un cheval et
son cavalier pourrait facilement le monter.
Les habitans d'Aix, par une espèce de fidéi-
commis de père en fils, ont toujours soutenu
que les bains, tels qu'ils étaient avant qu'ils

(1) Il semble que cette ville doive périr par le feu,
puisque depuis lors pareil événement lui est déjà plusieurs fois arrivé.

eussent été restaurés en dernier lieu sous le roi de Sardaigne, l'avaient déjà été par les ordres de l'empereur Gratien. De là leur est sans doute venu le nom d'*aquæ gratianæ*, sous lequel elles ont toujours été connues: on les a encore appelées *aquæ Allobrogum*; mais comme il y a plusieurs autres sources minérales chez les Allobroges, ce dernier nom étant trop général, et ne désignant pas précisément de quelle espèce d'eaux il s'agit, le premier leur est plus convenablement adapté.

Malgré la découverte qu'on a faite des bains construits par les Romains, dont on a parlé ci-dessus, la description suivante est peut-être ce qui a donné lieu à leur découverte.

Une dame, propriétaire de la maison qui appartient aujourd'hui à M. le chirurgien Perrier, faisait faire en 1779 quelques réparations dans son jardin, lorsque, tout-à-coup, les fouilles que l'on pratiquait firent appercevoir sous les fondemens du mur de façade, une ouverture qui communiquait à des cavités souterraines. Il prit envie à quelques personnes qui étaient présentes, d'y entrer, et ce ne fut pas sans peine; mais la curiosité, soutenue par leur hardiesse, fut plus forte que tous les dangers qui pouvaient s'offrir à leur imagination. Munis de lumières, et obligés de se glisser sur le ventre, les terres adjacentes s'étant éboulées, ils pénétrèrent jusque dans un local assez spacieux qui, étant divisé, formait deux pièces, dont la première leur parut être de 16 pieds environ, et à voûte, qui était soutenue par plusieurs piliers formés avec des briques d'un pied à peu près de largeur; ces piliers étant espacés de près de 3 pieds les uns des autres, ne permettaient d'avancer dans le souterrain qu'en serpentant.

De cette première pièce, ils parvinrent dans une seconde, séparée de celle-là par un mur où l'on avait pratiqué une porte large de 2 pieds, qui servait à la communication de l'une à l'autre. Mais, quoique ces deux pièces parussent être à peu près de la même grandeur, la seconde présentait une différence en ce qu'elle n'avait de piliers que dans son pourtour, et éloignés d'environ 2 pieds les uns des autres. La voûte qui la couvrait était exactement plate, faite avec

des briques de 18 pouces en carré, et ver-
nissées en rouge. Dans le mur du fond, du
côté du couchant, on remarquait trois sou-
piraux dont l'ouverture présentait la figure
de la bouche d'un four, d'environ 6 pouces
de largeur, sur 1 pied de hauteur. On trouva
dans cette seconde pièce une des briques
qui s'était détachée de la voûte, et sur laquelle
on lisait *Gratianus* en caractères très-lisibles (1).
On observa encore que la voûte de la seconde
salle, quoique plate et n'étant soutenue dans
son milieu par aucun point d'appui, était
d'une solidité extrême, puisqu'un des murs
de la maison fut construit, sans le savoir,
sur son milieu, et sans que ce poids immense

---

(1) Quelques écrivains ont prétendu que c'étoit *Cla-*
rianus au lieu de *Gratianus*, en ajoutant que c'était le
nom de l'ouvrier ou du fabricant : coutume qu'avaient
les Romains d'inscrire leurs noms sur les ouvrages qu'ils
fabriquaient. A cela on peut d'abord répondre que vingt
personnes, qui toutes cependant connaissaient bien l'al-
phabet, ont lu comme moi *Gratianus*: les lettres qui
formaient ce mot n'étaient encore aucunement altérées
à cette époque (1772) ; en second lieu, comme il y a
beaucoup de ressemblance entre les deux mots *Gratianus*
et *Clarianus*, et que deux seules lettres en font la différence , est-il invraisemblable que ces mêmes lettres

et le long temps y aient donné aucune atteinte. Quoique ces souterrains ne fussent élevés que d'environ 3 pieds, on vit fort bien que ce n'était pas là toute leur hauteur, puisqu'on ne put découvrir la base des colonnes, enfoncée dans les terres que les eaux de pluie y avaient amenées insensiblement. On pensait même alors que si l'on enlevait toutes les terres, on découvrirait non-seulement l'assise des bains, mais encore plusieurs autres travaux de cette nature : ce qui paraissait indiqué par un canal dont le trajet se dirigeait du côté du jardin ; ce canal, de 4 pouces à peu près de largeur, servait vraisemblablement à conduire les eaux dans des

---

aient souffert quelque altération par l'humidité des terres, depuis l'époque citée jusqu'au temps où l'on a découvert une partie de ces bains, et que de *Gratianus* il en soit résulté *Clarianus* : enfin j'observerai de plus, que la tradition et le nom d'*Aquæ Gratianæ*, indiquant que ces eaux avaient été restaurées sous l'empereur Gratien, il était bien plus naturel d'y inscrire son nom que celui d'un faiseur de briques. Toutes ces raisons paraissent si prépondérantes et en même temps si simples, qu'il n'est ici, non plus qu'ailleurs, besoin d'une grande érudition pour lire un mot que le moindre écolier aurait bien su épeler, sans avoir fouillé dans les monumens antiques.

étuves ou bains de vapeurs. Les fouilles qui ont été faites depuis lors, et ce qu'elles ont fait découvrir, prouvent la justesse des présomptions que l'on eut dans ce temps.

Tous ces différens monumens ne peuvent désigner d'autres auteurs que les Romains, aussi industrieux dans leurs entreprises, que magnifiques dans l'exécution : ils y joignaient encore une solidité à toute épreuve ; et c'est sous ce rapport que nous leur sommes redevables de ces précieux restes de l'antiquité. On peut encore moins en douter, si l'on réfléchit sur le fréquent usage qu'ils faisaient des bains, et sur le grand nombre de ceux qui étaient publics, dont la beauté et la commodité répondaient à tous leurs autres ouvrages. D'ailleurs, personne n'ignore que la plupart même des particuliers de Rome, pour peu qu'ils fussent aisés, avaient des appartemens uniquement destinés à cet objet.

Le local où coulent les eaux de soufre, les seules destinées à l'usage de la douche, n'est pas le même que celui qui existait lors de ma première édition sur les eaux. Ce local, aussi indécent qu'incommode pour ceux qui se faisaient doucher, fut réparé sous le règne de feu le roi de Sardaigne, sur les représentations qu'on lui fit, et sur la nécessité de former un établissement convenable à des eaux aussi renommées, propres à y attirer les malades et à procurer, tout à la fois, quelques agrémens à ceux qui, cherchant la santé, y laissaient en même temps de l'argent. Le roi nomma un comité composé des deux chefs de l'artillerie et du génie, de ses premiers médecin et chirurgien, auxquels j'eus l'honneur d'être adjoint : on voulait, par cette réunion, concilier les plans d'architecture qu'avaient dressés les ingénieurs, avec l'action la plus salutaire des eaux. Ceux-ci qui, le plus souvent, cherchent avec raison à briller dans les résultats de leur art, auraient infiniment atténué cette même action, si je n'eusse pas fait observer au comité, que, dans le plan qu'ils nous exposaient, le bâtiment et conséquemment les cabinets à douches, seraient trop éloignés de la source des eaux, et qu'alors elles perdraient non - seulement de leur chaleur dans le trajet, mais encore de leur vertu, par l'évaporation des prin-

cipes gazeux qu'elles contiennent. Le comité
eut égard à mon observation, et en apprécia
les conséquences : le plan fut donc corrigé,
quoique cependant on n'en ait pas exactement suivi la construction, telle qu'elle fut
arrêtée alors. Je proposai encore de joindre
à ce plan, celui d'un bain de vapeurs dont
je fis sentir l'utilité évidente, et ajoutai que,
sans cette annexe, un tel bâtiment serait,
pour ainsi dire, manchot, ou tout au moins
en défaut, relativement à l'art de guérir.
MM. les ingénieurs s'y refusèrent, alléguant
le trop de dépense, comme si le Souverain
leur eût recommandé la parcimonie, et que
son intention eût été de refuser à la Savoie,
qu'il chérissait particulièrement, un objet aussi
nécessaire à ses bons habitans, et, tout à la
fois, aussi glorieux pour lui.

Le bâtiment qui renferme les eaux de
soufre présente une enceinte dont la figure
ressemble assez à celle d'un fer à cheval,
autour de laquelle règne un corridor : on y
entre par une grille en fer à deux battans,
trop haute et pas assez large, puisque deux
chaises portant des malades ne peuvent passer

de front, et que des deux qui veulent entrer
ou sortir, l'un est obligé d'attendre en dedans
ou en dehors, jusqu'à ce que l'autre ait passé.
Des cabinets à douches sont distribués à droite
et à gauche du corridor : ceux de la droite
sont destinés au sexe, et ceux de la gauche
aux hommes. Chaque cabinet a une porte de
fer qui, lorsqu'elle est fermée, en augmentant le degré de chaleur, soustrait le malade
à la curiosité des importuns, y étant seul
avec les doucheurs et les personnes de confiance. De l'un et de l'autre côté sont encore
deux petites pièces, dans chacune desquelles
on a placé une cheminée : là les malades
qui, allant à la douche sans être assurés s'il
y a une place vacante, sont quelquefois
obligés de s'arrêter jusqu'à ce que les cabinets
soient vides, y sont néanmoins commodément;
on y fait du feu s'il est nécessaire; et on n'y
éprouve rien de fâcheux, sinon l'impatience
ou l'ennui d'attendre ; on a encore la commodité d'y laisser ses habillemens, si l'on
veut, sans risque d'être dérobés.

Dans le centre du bâtiment est un grand
réservoir où vient aboutir le reste des eaux

de soufre, après avoir servi aux besoins des malades, et qui s'en échappe par des écluses.

Il existe encore dans ce bâtiment, outre les cabinets à douches, deux autres espèces de bains, dont l'une est appelée le *bouillon*, où, malgré cette fausse dénomination, il ne faut pas croire que l'eau soit plus chaude qu'ailleurs; elle y est au même degré qu'à la source et ne bouillonne qu'à la faveur de l'art et par le moyen d'un tuyau souterrain, dont le bouillonnement ainsi causé se fait appercevoir à la surface de l'eau. L'autre espèce a été faite pour tenir lieu d'un bain de vapeurs; mais qui, n'en remplissant pas l'objet, ne peut être que d'une très-mince utilité pour les maladies dans lesquelles ces bains seraient indiqués : je parlerai de ces deux espèces de bains, en traitant de l'usage particulier des eaux de soufre.

Enfin tout le bâtiment est construit en pierres calcaires, taillées en carré et à la fine boucharde. On découvre parfaitement bien, à la simple vue et sans l'aide d'aucune expérience chimique, que cette espèce de pierre est attaquée par la vapeur des eaux, dont elle est continuellement humectée ; et d'après cette dégradation assez sensible, qu'elle soit produite par l'acide carbonique, ou par toute autre agent, on peut prédire avec beaucoup de vraisemblance, qu'un jour viendra où les murs seront à reconstruire.

La source des eaux d'alun est presque située dans le plus haut de la ville; elle est éloignée de près de 80 à 100 pas de celle de soufre. Il ne paraît pas, à en juger par la manière dont elle est disposée aujourd'hui, qu'on y ait jamais fait aucune réparation depuis les Romains, ni que ces eaux aient jamais été employées à la douche; mais qu'elles l'ont toujours été à s'y baigner et à être bues. Elles sortent d'un mur surmonté d'une voûte, par des ajutages assez dégradés, et tombent dans un bassin autour duquel règne un trottoir défendu de chaque côté par une balustrade en fer : ce trottoir procure l'aisance d'aller y recevoir l'eau dans un verre, ou dans tel autre vase, lorsqu'il s'agit d'en boire. L'eau de ce premier bassin s'écoule par un canal qui passe sous la rue, pour tomber dans un second beaucoup plus grand, de forme carrée,

et contenant une quantité d'eau de la hauteur
à peu près de 5 pieds. On entre dans ce
bassin par des rampes d'escaliers placées aux
quatre coins, qui en facilitent la descente à
ceux qui veulent s'y baigner, ou puiser l'eau
pour les usages quelconques. Ce bassin est
appelé *bain royal*, nom qui lui a été donné
parce qu'on prétend que Henri IV, les
seigneurs de sa suite et les princes de la
Maison de Savoie, s'y sont baignés anciennement. Au reste, ce bassin ou ce bain, étant
dans un lieu retiré et d'ailleurs beaucoup
plus vaste que celui des eaux de soufre, sert
aux habitans du lieu pour s'y baigner dans
la belle saison.

La source des eaux de soufre est très-
abondante, si l'on en juge d'après ce qu'elle
en fournit, comme on l'a vu ci-dessus, aux
cabinets à douches, d'après ce qui s'en écoule
de superflu, et d'après ce qui est encore
nécessaire aux différens usages auxquels on
les emploie. Il s'exhale beaucoup de vapeurs
de ces eaux en sortant de leurs aqueducs; si
l'on approche de la source, une odeur désagréable frappe l'odorat; et lorsqu'on les boit,

on leur trouve une saveur pareille à celle connue sous le nom vulgaire d'*œufs eouvis*, qui est celui du *gaz hépatique*. Les sens seuls et les expériences sont donc suffisans pour confirmer ces sensations, que tout homme peut reconnaître; mais cette odeur et cette saveur s'évanouissent assez promptement, puisqu'en les buvant même à la source, à peine s'en apperçoit-on (1). Cependant elles tachent, par leur contact, l'argent et l'or, d'une couleur noirâtre; elles sont plus pesantes que l'eau distillée et que l'eau commune.

La température des eaux de soufre, estimée d'après la graduation du thermomètre de

---

(1) Que l'on juge maintenant, d'après ces épreuves que chacun peut faire, de la vertu et des effets qu'elles peuvent produire lorsqu'elles sont transportées, sur-tout à Chambéry, éloigné d'Aix de plus de deux lieues. C'est donc berner les malades, se moquer d'eux et des eaux, que de les leur conseiller ainsi; ils n'en reçoivent d'autre avantage que celui d'avoir de l'eau chaude; encore faut-il que le transport soit prompt : et autant vaudraient alors des bains domestiques d'eau commune. La dépense en est donc inutile, et ce qui est pis encore, c'est le prolongement de leurs maux, sur-tout s'ils sont de nature à être guéris par ces eaux.

Réaumur, est de 35 à 36 degrés : expériences qui ont été faites en plongeant l'instrument, à plusieurs reprises, dans le grand réservoir des eaux de soufre, pendant un temps donné, et dont les résultats ont toujours été les mêmes. Ces eaux sont très-limpides, soit à leur sortie des canaux, soit étant reçues dans un verre à boire : il ne faudrait pas s'en laisser imposer sur cette qualité par quelques bulles d'air qui les font paraître d'abord un peu louches en les reversant, mais qui, en disparaissant tout aussitôt, leur rendent la limpidité.

On a prétendu que ces eaux étaient anciennement plus chaudes qu'elles ne le sont aujourd'hui : cette prétention est douteuse, et le fait difficile à constater. Si cependant le phénomène, qui est possible, était confirmé, il ne pourrait avoir lieu que par la jonction de quelque source d'eau froide qui, en se mêlant dans l'intérieur de la terre avec elles, en diminuerait la chaleur ; ou par la consommation des pyrites, dont le foyer s'épuiserait chaque jour par leur décomposition ; ou peut-être encore par un mouvement qui, dans son cours, aurait diminué de rapidité.

Au

Au reste, ces conjectures étant jetées au hazard, le phénomène n'en mérite pas moins les recherches des physiciens, puisque, s'il était possible de bien s'assurer à quel degré de température ces eaux étaient anciennement, en calculant de combien elles auraient perdu de leur chaleur, on parviendrait peut-être à assigner, à découvrir la vraie cause de leur chaleur, et à déterminer, presque à coup sûr, qu'après un certain laps de temps, elles ne seraient plus des eaux thermales, mais qu'elles reviendraient à l'état d'eau commune froide, ainsi qu'on l'a vu arriver à quelques autres eaux minérales chaudes. On a pratiqué à la source des eaux thermales de Plombières, qui ont beaucoup de rapport avec les nôtres, différens bassins dans lesquels ces eaux sont attiédies par l'introduction d'une eau froide, à la vérité aussi minérale, qui, par son mélange, procure différens degrés de température, propres à la guérison de différentes maladies, et auxquelles ne peut convenir le degré de chaleur que leur a donné la nature. Il serait possible d'adapter ce même moyen à nos eaux ; on multiplierait par là

9

leurs vertus, ainsi que les ressources de la
médecine, que les gens de l'art appliqueraient
aux diverses espèces de maladies. On ne
devrait pas craindre que ce mélange pût déranger la composition des eaux ; il ne ferait
qu'en modérer, suivant le besoin, les degrés
de chaleur, sans attaquer leurs principes.

Ne pourrait-on pas aussi tenter de rendre
les eaux utiles, par des expériences qui ten-
draient à découvir si leur degré de chaleur serait
suffisant pour filer les cocons des vers à soie,
en construisant des bassins où l'on introduirait
les eaux à volonté. L'hydrogène sulfuré, que
contiennent leurs vapeurs, servirait déjà à
préparer la soie au blanchiment ou à d'autres
usages, ainsi que l'a proposé le docteur Bonvoisin, à l'égard des eaux thermales sulfureuses
d'Acqui, dont le degré de chaleur va, à la
vérité, au 60.e de Réaumur (voyez son mémoire
des vues économiques et politiques sur les
produits du règne minéral du Piémont, inséré
dans les mémoires de l'académie impériale
des sciences de Turin).

La source des eaux d'alun paraît aussi
abondante que celle des eaux de soufre, et

répand une égale quantité de vapeurs. Ces deux sources diffèrent cependant, en ce que les eaux d'alun se refroidissent plus promptement que les autres, dans un même temps donné, quoiqu'elles aient toutes deux, à peu de chose près, le même degré de température: on a néanmoins le préjugé dans l'endroit, que celles d'alun sont plus chaudes. Comme ces dernières mettent moins de temps à se refroidir, les sensations qu'elles produisent sur l'odorat et sur le goût, sont aussi moindres en proportion que celles causées par les eaux de soufre. Les eaux d'alun ont encore un léger goût de stipticité, quand on les boit chaudes, que n'ont pas celles de soufre; mais ce goût est plus sensible si on les boit froides; et en général elles sont plus gracieuses à boire que les autres.

Une qualité singulière dont est douée l'eau d'alun, et qui établit encore une grande différence entre elle et l'eau de soufre, est celle de faire reverdir les feuilles flétries des végétaux, et de leur redonner, un quart-d'heure après qu'elles y ont été jetées, toute la fraîcheur qu'elles avaient avant; et ce qu'il y a de plus surprenant, c'est dans une eau de 35 à 36 degrés de chaleur. De là vient que les habitans d'Aix, sans doute d'après cette ancienne et constante observation, préfèrent ces eaux pour arroser les plantes potagères nouvellement transplantées, afin de hâter et rappeler plus sûrément leur végétation, que doit nécessairement interrompre la transplantation. Les barbiers assurent aussi qu'ils trouvent une différence sensible, quand ils employent l'eau de soufre ou celle d'alun pour raser : la première gâte absolument le fil et le tranchant de leurs rasoirs, tandis que l'autre produit un effet contraire. Ce phénomène pourrait bien être dû à la quantité de soufre, moindre dans l'eau d'alun que dans celle de soufre.

Il est cependant bien étonnant que, parmi tous les analyseurs des eaux d'Aix, aucun n'ait fait mention de cette propriété des eaux d'alun : propriété rare, peut-être unique dans la classe des eaux thermales sulfureuses, et qui est cependant connue à Aix de toutes les cuisinières, comme des plus grossières paysannes, et que chacun, sans être chimiste, peut aisément vérifier. C'est sans doute à la vertu, de tout temps reconnue dans l'alun, de raviver les couleurs, ou de servir de mordant dans différentes circonstances, que les anciens ont attribué aux eaux d'alun la propriété de redonner, pour ainsi dire, une espèce de vie aux végétaux: de là est probablement dérivé le nom qu'elles portent aujourd'hui. La nouvelle chimie, qui s'est occupée de l'analyse des eaux d'Aix, aurait bien pu en même temps faire aussi des recherches pour donner l'explication de cette propriété, et découvrir auquel des principes de ces eaux on devrait raisonnablement l'attribuer. Serait − ce , d'après l'analyse de M. Socquet , qui ne donne que 16 ou 20 grains environ de principes minéralisateurs de plus aux eaux d'alun qu'à celles de soufre; serait-ce, dis−je, à ce faible excédant, qu'on devrait rapporter cette propriété? excédant qui ne consiste guères que dans des grains de quelques − uns des sels découverts par cette analyse, sur 112 livr. de chacune de ces eaux.

Parmi tous ces doutes, d'où vient donc, dira-t-on, la propriété particulière à l'eau d'alun de rendre aux plantes la fraîcheur qu'elles ont perdue ? et quelle est en outre la substance qui lui communique ce goût légèrement acerbe et stiptique, cependant assez sensible? Certainement on peut répondre avec franchise qu'il paraît difficile d'en assigner une raison satisfaisante, sur-tout quant à la première de ces propriétés. Il semblerait d'abord qu'on devrait en trouver la cause dans la prétendue existence de l'alun dans ces eaux, sur-tout d'après l'usage de ce sel reconnu être d'un grand secours pour augmenter la vivacité des couleurs, notamment celle des cochenilles , et disposer les étoffes à recevoir et à retenir certaines couleurs. Il est encore connu que l'on ajoute de l'alun aux liqueurs dans lesquelles on veut conserver des animaux avec leurs couleurs naturelles; mais il faut cependant observer que, dans tous ces cas, l'alun agit sur des substances appartenant au règne animal, tandis que, dans celui dont il s'agit, c'est sur des végétaux : ce qui suffirait pour détruire le préjugé et la vraisemblance que l'on pourrait avoir en faveur de l'existence de l'alun , si leur analyse ne le prou-

vait pas déjà suffisamment. Enfin ce serait
une nouvelle découverte dans ce minéral ,
celle de raviver les végétaux flétris , dont
aucun auteur, que je sache, n'a fait mention.
Si donc il est difficile de décider à quelle
cause est dû cet effet singulier, il vaut mieux
avouer de bonne foi son ignorance que d'entasser conjectures sur conjectures : ce phénomène sera alors, en physique, du nombre
de ceux dont la cause *latet adhuc inter ar-*
cana naturœ.

Quant à la saveur acerbe, je dirai même
presque terreuse , qu'impriment sur l'organe
du goût les eaux d'alun , on ne peut soupçonner, d'après l'analyse de M. Socquet, que
les différens sels à base terreuse que contiennent ces eaux, sur-tout le carbonate de chaux
(ou la craie), qui est désigné pour être le
plus abondant dans l'une et l'autre de ces
eaux, quoique cependant sa quantité soit
plus grande dans l'eau de soufre que dans
celle d'alun. On pourrait peut - être l'attribuer encore aux différens sels qui ont
la soude pour base , dont l'amertume et le
goût térreux sont des qualités propres à ces

composés. Quoi qu'il en soit, on doit sincè-
rement avouer que cette explication est louche,
peu satisfaisante, et que ce problême de
chimie est encore à résoudre. Il est cependant heureux pour l'application de ces eaux
aux maladies, que, malgré toutes ces incer-
titudes, l'observation et l'expérience nous
aient assuré de leurs vertus contre tels ou
tels maux, et servent d'un guide certain au
praticien qui les conseille.

Pourquoi ces deux sources, assez voisines
l'une de l'autre, diffèrent-elles donc dans
quelques-unes de leurs qualités? Cette question
peut devenir susceptible de résolution, si
l'on admet qu'il est très-vraisemblable que,
quoiqu'ayant une origine commune, elles
prennent, sans doute, une route différente
dans leur cours; ou que le terrain qu'elles
traversent ne se trouve pas de la même
nature depuis leur séparation; ou que, dans
leur trajet, il s'y joigne une nouvelle eau
quelconque. Et en effet, on a souvent eu
lieu de remarquer que les eaux sulfureuses
sourdent le plus souvent à la surface de la
terre d'une très-grande profondeur : ainsi

ces variétés, quoique d'ailleurs surprenantes, ne sont cependant pas rares, puisqu'on en observe une semblable dans les sources des eaux minérales de Passy.

Les principes de ces eaux étant connus, ce ne serait qu'un objet de pure curiosité, si l'on n'en faisait pas une application à la pratique de médecine; c'est ainsi qu'on peut augmenter la somme des ressources de cette science, puisque c'est par ce moyen qu'elles peuvent devenir salutaires. Au reste, ce n'est, autant qu'il est possible, que, d'après la pleine et entière connaissance du remède, qu'un médecin peut, en toute probité, le prescrire à ceux qui se confient à ses soins, pour détruire ou pallier les maux qu'il rencontre dans sa pratique. Il n'appartient qu'aux fourbes et aux charlatans, qui ne se doutent de rien, de conseiller des médicamens dont ils ignorent la composition; et il est honteux, je ne dis pas à ces sortes de gens pour qui la honte est peu de chose, mais à des médecins, de suivre de semblables traces. Rien en effet ne décèle plus en eux l'empirisme, et par conséquent l'ignorance, que de ne pas prévoir la suite des conseils qu'ils donnent en pareils cas.

CHAPITRE IV

Où l'on fait une description succincte des parties solides et fluides du corps humain.

La composition physique du corps humain étant sans cesse exposée à l'action des causes extérieures, les substances particulières connues sous le nom de *remèdes* ou de *médicamens*, ne peuvent y exercer la leur, soit à l'extérieur, soit à l'intérieur, qu'en causant un mouvement avantageux ou désavantageux, ou tout au moins indifférent, aux organes de l'économie animale. Il paraît donc convenable, en traitant des eaux thermales comme remède, de donner une légère connaissance de cette composition, sans entrer dans des détails anatomiques : quoique précise, elle ne sera pas tout-à-fait inutile (je n'entends point parler ici des personnes de l'art), au lecteur, qui pourra peut-être, d'après cette exposition, se former une idée plus correcte de l'action des eaux.

Le corps humain, comme tous les corps organisés, est composé de *fluides* et de *solides* : c'est dans le sang que sont confondus les premiers ; ils circulent tous avec lui, et chacun a sa destination particulière et son organe propre qui le fournit : tels sont le lait dans les seins, l'urine dans les reins, la bile dans le foie, et ainsi des autres. Il faut encore entendre par le mot sang, un fluide composé de deux parties, dont l'une est rouge et épaisse, l'autre séreuse et tirant sur le roux. On a découvert, à l'aide du microscope, que la partie rouge était formée de petits globules qui, ayant beaucoup d'affinité (1) entr'eux, flottent dans un liquide léger où l'on découvre encore d'autres globules jaunes, plus petits que les rouges. Tous ces globules se résolvent enfin en une matière liquide, jaunâtre et séreuse qui, exposée à un certain degré de chaleur, perd sa

---

(1) Le mot d'affinité, en chimie, équivaut à celui d'attraction en physique : c'est une tendance qu'ont les parties des corps les unes vers les autres, et qui les force d'adhérer ensemble lorsqu'elles sont unies. Diction. de chimie, tom. I.er

fluidité, et se coagule en une masse con-
crète, comme le blanc d'œuf exposé au
feu (1). La proportion entre ces deux espèces de globules n'est pas la même chez
tous les hommes; l'âge, le sexe, le climat,
la manière de vivre, sont autant de causes
propres à y développer plusieurs variétés.
Les qualités du sang doivent donc être différentes, suivant ces proportions. Si la partie
rouge domine, le sang sera nécessairement
plus dense; si au contraire la partie séreuse
l'emporte, sa densité par là devenant moindre,
il augmentera alors en fluidité.

Il serait superflu d'exposer ici les autres
qualités que pourrait contracter le sang par
ces différentes causes; il suffit de ce qu'on
vient d'exposer, pour reconnaître que ce
fluide est l'agent de la circulation; et que
néanmoins on doit observer, si l'on y réfléchit,
que tous les fluides sont, pour ainsi dire,
passifs, et n'ont de mouvement que par les
solides, qui, étant excités d'après leur orga-

(1) Voyez les expériences de M. De Haën, dans son
ratio medendi in-12, chap. 6 de la 1.re part., pag. 52 et 56.

nisation propre, exercent sur les premiers une réaction proportionnelle.

On donne le nom de *solides* à toutes les parties composées de fibres qui leur donnent un certain degré de cohésion, les rendent moins susceptibles d'être divisées, et les font résister aux différens chocs qu'elles reçoivent. Tels sont les muscles, les os, les cartilages, les vaisseaux et autres parties semblables. La contractilité et la sensibilité sont les propriétés spéciales des solides; c'est en elles que consiste la vie; et c'est du parfait équilibre entre les fluides et les solides, de l'exactitude de leurs rapports, que dépend la *parfaite santé*; si tant est qu'elle existe.

De la combinaison de ces deux propriétés des solides, il en résulte dans les différens organes une certaine disposition à produire certains mouvemens : disposition qui constitue ce qu'on appelle *vigueur* ou *ton des solides*. Mais ceux-ci sont, à leur tour, composés en général de parties fibreuses, qui doivent être considérées, pour ainsi dire, comme leurs parties élémentaires; elles peuvent, sans doute, prendre différentes for-

mes ; car celles, par exemple, qui constituent
la substance du cœur, ne doivent certainement
pas avoir la même forme, qu'ont celles qui
composent les tendons ; ainsi donc chaque
organe a sa fibre particulière, qui le constitue tel, plutôt que tel autre ; et cette fibre peut encore être isolée, étendue ou
réunie en faisceaux, et donner plus de ton
ou plus de relâchement aux différens organes qu'elles composent. La constitution
physique de chaque individu est fondée sur
ce ton, ou sur ce relâchement des solides;
et comme l'action des solides est toujours
relative à ce ton, à cette tension ou à ce
relâchement, il s'ensuit que les fonctions
du corps humain sont foibles ou engourdies,
lorsque les solides sont relâchés ; et qu'elles
sont au contraire trop fortes ou trop actives,
si ces mêmes solides sont dans une tension
excessive : le juste milieu de ces deux états
est donc le seul dans lequel s'exécutent facilement, promptement et sans douleurs,
tous les mouvemens de cette admirable machine.

Les organes sur lesquels les eaux, comme

médicament, doivent être appliquées, et sur lesquels elles exerceront leur influence, sont une membrane appelée *peau* ou *derme*, et le conduit alimentaire. La peau est cet organe qui sert d'enveloppe au corps humain, et qui est un des premiers objets qui se présente d'abord à nos regards. Cette enveloppe, plus ou moins épaisse, est un tissu ou un réseau formé de fibres, de plusieurs vaisseaux sanguins et lymphatiques, de plusieurs nerfs, tellement entrelacés, que ces différentes parties laissent cependant appercevoir de petits interstices appelés *pores cutanés*, qui peuvent aisément se découvrir au moyen d'une loupe médiocre, ou après avoir été macérés dans l'eau, et dont la surface est alors parfaitement ressemblante à celle d'un filet de pêcheur. La bonté et le ressort de ce tissu ont la plus grande influence sur la santé (1).

La surface externe de cette enveloppe est recouverte d'une membrane légère, transpa-

_____

(1) Voyez la médecine statique de Sanctorius, commentée par le savant Lorry, médecin de la faculté de Paris, et sur-tout le 5.e aphorisme de la 1.re section.

rente , qui est appelée *épiderme* ou *surpeau*; la surface interne de celle-ci lui est adhérente au moyen des pores exhalans , des absorbans et des poils , qui , après avoir aussi traversé l'épiderme , le fixent ainsi à la peau même. On observe sur la peau , qui est plus ou moins épaisse suivant les climats que l'on habite , plusieurs poils , et différens plis ou rides , qui se font également appercevoir sur l'épiderme. Elle est sans cesse abreuvée , dans l'état naturel , d'une humeur huileuse qui constitue ce qu'on connaît sous le nom de *transpiration insensible ;* elle est encore le siége du tact, par conséquent de la sensibilité , et c'est par son intermède que les corps extérieurs nous transmettent des sensations agréables ou douloureuses , au moyen de certaines petites éminences que les anatomistes ont appelées des *papilles nerveuses.* Chez les femmes , la peau est composée plus délicatement que chez les hommes ; aussi est-elle plus susceptible d'excitation. Lorsque la peau se racornit par l'âge , ou par quelques autres circonstances , toutes ses propriétés

diminuent

diminuent ou s'anéantissent. On doit encore remarquer que la lumière a aussi une action évidente sur la peau, et que celle des hommes qui ne sont pas exposés à cette action, devient blafarde et perd sa couleur naturelle, de la même manière et par la même raison que les plantes deviennent étiolées.

Le conduit alimentaire, qui commence dans le fond de la bouche, et ne finit qu'à l'anus, est un long tube composé de différentes membranes, et dans lequel sont contenus différens sucs et différens petits corps ronds appelés glandes. Les alimens parcourent tout le trajet de ce canal, et y déposent le chyle qui s'en forme pour le maintien de la vie; et leur résidu le plus grossier est enfin chassé du corps sous le nom d'excrémens. Ce conduit, composé ainsi qu'on l'a dit ci-dessus, est tapissé, dans tout son intérieur, d'une membrane particulière, appelée *muqueuse*, ou *villeuse*, ou *veloutée*, parce qu'elle présente la surface du velours, elle ne finit qu'à l'anus, et paraît se confondre avec la peau. Cette membrane a la singulière propriété de supporter , jusqu'à un certain point , sans danger, le contact de toutes les substances hétérogènes à l'économie animale , qui doivent servir à sa nourriture quoique non encore digérées ; mais elle n'est pas aussi épaisse dans les intestins grêles. que dans les gros. On découvre , à la surface interne de cette membrane , une quantité de petites glandes , dont on a parlé plus haut , qui versent , le long du conduit , une humeur propre à le garantir de toute impression fâcheuse , pourvu toutefois qu'elle ne soit pas démesurée.

Le corps humain, considéré sous les deux points de vue que l'on vient d'exposer, nous offre donc un tout , dont les différentes parties sont liées , et ont entr'elles une correspondance singulière et mutuelle : c'est une machine dans laquelle les mouvemens sont relatifs aux ressorts des puissances qui la font mouvoir , et ces mouvemens s'exécutent souvent dans un ordre contre nature , parce que ces mêmes ressorts , en s'altérant par la succession de la vie , deviennent enfin défectueux.

Avant d'exposer comment on doit user des eaux d'Aix, quelle qu'en soit la manière d'indiquer la méthode qu'il convient de suivre dans leur usage, de traiter des différens cas où elles sont salutaires, de ceux où elles sont nuisibles, et enfin du régime de vivre à observer pendant qu'on en use et après qu'on les a quittées, il paraît nécessaire de tracer un tableau succinct de leur action sur le corps humain.

Tous les animaux quelconques nagent dans un fluide analogue à leur constitution naturelle; les uns dans l'air, les autres dans l'eau : ils sont tous, plus ou moins, sujets, suivant cette constitution, aux différentes impressions que ces fluides font sur leur corps. Quant à ceux qui vivent dans l'air, personne, pour peu qu'il soit physicien, ne peut ignorer que son action est bien différente de celle de l'eau (1); et comme, malgré cette différence, il y en a encore une très-grande entre l'impression que fait l'air chaud

_____

(1) Plusieurs auteurs ont trouvé, d'après leurs procédés, que la pesanteur spécifique de l'air est à celle de l'eau comme 1 à 970.

et celle que fait l'air froid; de même l'eau froide doit en causer une bien différente de celle que fait éprouver l'eau chaude. L'air et l'eau peuvent encore agir différemment, suivant qu'ils sont homogènes ou hétérogènes; mais, comme ce n'est point ici le lieu de parler des effets de l'air, on s'attachera simplement à décrire d'abord ceux de l'eau froide, pour en venir à ceux de l'eau chaude, chargée en même temps de différens principes.

L'eau en général a, comme tous les autres corps, sa pesanteur particulière; on évalue pour l'ordinaire le poids d'un pied cube d'eau à 70 liv. (34 décim. 28 mil. cubes, à 34 kilogr. 26 décagr.). L'eau chaude pèse moins, à volume égal, que la froide; mais, chaude ou froide, sa pesanteur cause toujours une impression sensible sur toutes les substances qui sont exposées à son action. La fluidité de l'eau est encore une de ses propriétés qui lui donne la facilité de s'insinuer à travers les pores des différens corps qu'elle rencontre, de les écarter, de dissoudre ces mêmes corps, ou de ne plus faire qu'un tout avec eux. Sa pesanteur alors augmente en raison composée de celle qui lui est propre, et de celle qui est particulière au corps avec qui elle s'est, pour ainsi dire, identifiée. Enfin, outre cette plus grande pesanteur de l'eau, acquise par l'union des corps qu'elle tient en dissolution, elle doit encore nécessairement participer des propriétés de ces mêmes corps. Ainsi les eaux sulfureuses d'Aix, réunissant toutes ces qualités, devront donc agir, soit qu'on en use intérieurement, soit extérieurement, comme pesantes, comme chaudes, comme pénétrantes et comme chargées de divers corps, principalement du soufre dissous par l'hydrogène, ou hydrogène sulfuré, ou gaz hépatique; c'est même l'opinion du célèbre Bergman, qui prétend que c'est ce gaz qui minéralise toutes les eaux sulfureuses : de là est venu le nom d'*eaux hépatiques* qu'il leur a donné.

L'enveloppe du corps humain, connue sous le nom de peau ou de derme, et dont la surface, dans un homme de taille moyenne, est évaluée à 15 pieds carrés (1 mèt. 58 cent. carrés), cette enveloppe, dis-je, est la partie sur laquelle les eaux agiront d'abord par leur degré de chaleur, ensuite par leur poids, puis par les corps minéralisateurs qu'elles tiennent en dissolution, et enfin par leur fluidité, qui doit aider leur facilité à s'introduire dans tous les corps qu'elles peuvent rencontrer. Elles dilateront donc le tissu de la peau, porteront les substances minérales dans le torrent de la circulation, et presseront légèrement les vaisseaux lymphatiques et sanguins dont la surface dermoïde est parsemée. Telle sera en général la manière d'agir des eaux sulfureuses; mais cette action générale exige d'entrer dans des détails plus circonstanciés qui ne puissent laisser, autant qu'il sera possible, aucune prise aux équivoques que l'on pourrait faire, ni aux erreurs que l'on pourrait commettre dans leur usage, par défaut d'explications suffisantes.

Les effets qui s'ensuivent de l'action de ces eaux étant observés, et leur explication déduite suivant les lois de la saine physique, le détail des différentes façons de les prendre doit immédiatement succéder.

SECTION. II.

CHAPITRE I.er

Des différentes façons de prendre les eaux.

La ville d'Aix peut être considérée comme le temple d'Esculape, où chaque malade apportant son offrande, vient y chercher la santé, quelquefois perdue par des accidens auxquels toute la prudence humaine ne saurait parer; mais le plus souvent aussi, j'ose le dire, par des intempérances de tout genre; prodiguant sans réflexion des forces destinées d'abord pour notre propre bonheur, ensuite pour celui de ceux qui nous entourent, et dont la perte nous cause, mais toujours trop tard, des regrets superflus, sans espoir quelquefois, ce qui est encore plus affligeant, ni possibilité de jamais recouvrer cette santé détruite par notre propre faute.

Ces eaux, présent inestimable de l'auteur de la nature, sont une piscine bienfaisante qui ne sera salutaire qu'autant qu'elles auront été remuées par les médecins, c'est-à-dire, qu'on ne doit pas s'exposer à leur action, d'après son propre avis et sans avoir consulté les gens de l'art qui les connaissent; car il est souvent arrivé qu'on a payé bien chèrement une témérité ou une nonchalance qui est toujours inexcusable en pareil cas.

On use en général des eaux thermales d'Aix de deux manières ; l'une intérieurement, c'est-à-dire, en boisson ou en lavemens ; et l'autre extérieurement, en bains et en douches : et on peut avancer que leur usage le plus commun, se réduit à celui de ces deux derniers moyens. Il ne faudrait pas même croire que l'un ou l'autre de ces deux modes d'en user, fût indifférent ; j'ai vu plusieurs malades qui se sont mal trouvés d'avoir pris des bains, et d'autres à qui les douches ont été extrêmement contraires, et quelques-uns à qui ni les uns ni les autres ne convenaient.

Je vais tracer une esquisse des effets qu'on éprouve de la part du bain, afin d'éviter les méprises, et de ne pas attribuer aux eaux, ce qui n'est que l'effet ordinaire du bain en général.

Lorsqu'on est dans le bain , l'eau exerce sa pesanteur sur toute la surface du corps, excepté sur celle de la tête qui n'y est pas plongée. La pression qui en résulte fait refluer le sang dans cette partie ; il survient un peu de gêne dans la respiration , les pulsations du cœur deviennent plus fréquentes, la couleur du visage est plus animée, une légère douleur de tête se fait sentir, mais qui disparaît , dès qu'on est hors du bain ; souvent même le sommeil et une douce moiteur s'emparent de celui qui se baigne. Ces phénomènes , attribués à ceux qu'on éprouve communément de la part de l'action des bains d'eau chaude ordinaire, diffèrent peu à la vérité en général de ceux que produisent les eaux thermales d'Aix ; mais le gaz hépatique (1) qu'elles contiennent, les rend savoneuses, incisives , fondantes et résolutives , et ce sont des propriétés que ne procurent pas les bains chauds d'eau

(1) Les médecins Anglais et Allemands employent, avec beaucoup de succès, le *foie de soufre*, ou *sulfure terreux*, dans certaines maladies de la poitrine. L'odeur désagréable que répand ce composé, est cause qu'on en a abandonné l'usage; et ce n'est pas ce qu'on a fait de mieux.

commune. L'observation et l'expérience prouvent que ce gaz porté, au moyen d'un véhicule aqueux, dans la masse humorale, en
pénètre jusqu'aux plus petites molécules, divise leur cohésion mutuelle, les rend plus
fluides, conséquemment plus aptes à circuler,
et ainsi plus disposées à leur expulsion du
corps. Dès-lors cette masse humorale rencontrant moins de résistance à son libre cours,
les causes morbifiques seront contraintes d'a-
bandonner les organes affectés, et de restituer
leur exercice naturel aux fonctions de l'économie animale.

D'après cette théorie adaptée à l'organisation du corps humain, et confirmée par l'expérience, il est aisé d'expliquer pourquoi
ces eaux procurent, à la sortie du bain, une
certaine fraîcheur, une tranquillité et un
délassement très-souvent suivis d'un sommeil
doux et paisible, qui est le plus prompt
réparateur des forces; pourquoi l'insensible
transpiration, cette pierre de touche de la
santé, se rétablit aussitôt et se met en rapport avec les autres excrétions; et pourquoi
enfin celui qui a pris le bain, ressent un
bien-être général que lui seul peut exprimer.

Les eaux d'Aix sont encore employées extérieurement, et c'est de cette même façon que leur usage est le plus fréquent, comme le plus étendu; on les prend en douches et en bains. Les bains se prennent chez les différens particuliers où les malades sont logés: cette façon n'est certainement pas la meilleure, quoiqu'elle soit la seule usitée, parce que les eaux perdant par le transport et par l'évaporation, la plus grande partie de leurs principes actifs, ces bains n'ont alors qu'un peu plus de vertus que ceux qui sont préparés avec de l'eau tiède ordinaire. Ils seraient infiniment plus salutaires, parce qu'ils auraient beaucoup plus d'action dans la plupart des cas où ils seraient indiqués, si les malades allaient immédiatement les prendre dans les différens bassins de chaque source : là ils jouiraient de la pureté de l'air atmosphérique, bien différent de celui que l'on respire dans la chambre, qui, toujours trop chaud et trop humide, est sans élasticité, et conséquemment mal-sain. D'ailleurs, l'eau qui jaillit de la source offrirait encore un autre avantage, par son cours et son mouvement

continuels; elle exciterait sur toute la surface
du corps, une douce irritation qui, agaçant
les plus petites fibres, ainsi que les pores
cutanés, aiderait à l'introduction des molécules aqueuses et minérales (1). Au reste,
les malades étant en compagnie, auraient,
à chaque instant, des sujets de gaieté, et
éviteraient la mélancolie et la tristesse qu'en-
traînent presque toujours avec eux les bains
domestiques; quelques-uns même pourraient
nager dans les bassins, et l'on sait combien
cet exercice augmente l'efficacité des bains,
par le mouvement de tous les muscles qui
concourent à cette action. Tous ces avantages paraîtront frivoles, au premier coup-
d'œil, mais ils n'en sont pas moins réels, et
fondés sur les principes d'une mécanique
physiologique. Cette méthode, nouvelle, à
la vérité, aurait sans doute des inconvéniens,
auxquels il serait aisé de parer : quelques

(1) Primi medicinæ parentes, nihil magis in morborum
curatione, præservationeque procurabant, quàm ut bal-
neorum, fotuum, lotionum, unctionum, frictionum, et
omnis generis exercitationum usu. Bagliv. dissert. 1. de
anat. fibr.

malades ne pourraient peut-être pas profiter
du bain pris au bassin, par la nature de leur
maladie, et ceux-là seuls en seraient nécessairement exclus; quelques autres, peut-être,
ne se soucieraient pas de se baigner en public, et ceux-ci seraient dupes et peu jaloux
de leur santé, en négligeant une méthode
aussi salutaire, pour une fausse honte, dont
il est si facile de se guérir, et qui s'éva-
nouit bientôt, si l'on veut réfléchir qu'il est
possible de disposer les bassins de façon à
s'y baigner avec toute la commodité et la
décence possibles (1).

(1) Pour engager les malades à prendre les bains au
grand air, dans les bassins des deux sources, il ne s'a-
girait que de tenir les avenues et les dehors de ces
bassins dans une très-grande propreté, ainsi que leur
fond et les murs qui les entourent; de faire enlever la
vase et les autres immondices qui s'y déposent, et de
les couvrir avec une espèce de tente, pour que les
malades pussent être à l'abri du soleil et de la pluie.
D'ailleurs, Aix ne serait pas le seul endroit où les malades se baignent à l'air, en société, tous à côté les
uns des autres, et conversant ensemble. Les bains de
Leück, en Vallais, qui sont très-renommés et très-fré-
quentés, ne se prennent pas autrement : aussi ont-ils
des succès fort heureux, les malades jouissant, par
cette méthode, de la plénitude de toute la vertu de
ces eaux.

Lorsque j'ai parlé des différens ouvrages faits aux bains d'Aix par les Romains, j'ai dit que l'on avait trouvé près des sources, des canaux souterrains, dont la construction dénotait que jadis il y avait eu des bains de vapeurs. Quel obstacle y aurait - il donc aujourd'hui d'enrichir, à leur imitation , nos bains, de ce nouveau moyen ? et de quelle satisfaction ne jouirions-nous pas, de pouvoir fournir à la postérité des secours pour la santé , qu'on ne saurait assez multiplier ? Il serait facile de former dans le roc, des étuves où l'eau jaillirait avec abondance et sur-tout avec impétuosité, afin de pouvoir se briser et se réduire en vapeurs. On condenserait ces vapeurs en y établissant un courant d'air qui servirait tout à la fois pour les mettre en mouvement, et empêcher au malade de suffoquer: il s'y tiendrait nu, pour donner le temps nécessaire aux vapeurs de pénétrer la surface de son corps, et d'y produire l'effet désiré. Il me paraît que ces bains de vapeurs, diminuant beaucoup la résistance des parties solides, seraient quelquefois une préparation à la douche, et souvent un remède qui, tenant le milieu entre la douche et les bains, pourrait devenir très-salutaire dans plusieurs occasions, puisqu'il est d'expérience que ces étuves, quoique moins chaudes que les bains, poussent plus à la peau qu'eux : la raison en est que, dans les bains, la tête est hors de l'eau, au lieu que dans le bain de vapeurs la tête s'y trouve exposée comme le reste du corps. D'ailleurs, pour la construction d'un bain de vapeurs, on pourrait consulter Vitruve, qui a donné la description de ceux des Romains avec beaucoup de clarté et d'exactitude.

La douche est le secours le plus employé aux eaux d'Aix; sur vingt malades, il y en a au moins dix-huit qui la prennent: ce n'est autre chose qu'un bain local ; elle consiste à faire tomber avec force, sur la partie nue affectée, une colonne d'eau thermale (1), par le moyen d'un tuyau de fer-blanc en forme d'entonnoir, dont la plus large embouchure est adaptée à la source, pour ramasser autant d'eau qu'il est possible. On frotte légèrement

_____

(1) On peut aussi prendre des douches avec l'eau froide ; mais c'est le plus ordinairement avec les eaux chaudes qu'on les donne.

avec la main cette partie en même temps que l'eau la frappe dans sa chute, pour ouvrir les pores, favoriser et hâter l'effet et la pénétration des eaux. Deux et quelquefois trois doucheurs ou doucheuses, suivant le besoin, sont employés à cette opération autour du malade, et lui rendent tous les secours qui y sont relatifs (1). Comme la douche ne consiste qu'en une colonne d'eau dirigée sur telle partie, en se servant d'un cylindre de fer-blanc fait en forme de cornet, j'ai imaginé qu'on pourrait donner des douches par aspersion, en construisant le bout du tuyau percé de plusieurs trous, comme est fait celui d'un arrosoir de jardin: cette espèce de douche, embrassant une plus grande sur-face du corps, aurait beaucoup plus d'effet dans certains cas; telles seraient les douleurs de rhumatisme légères, et dont le siège serait seulement dans une large étendue des muscles, parce qu'alors le nombre de toutes ces petites

---

(1) Je dois ajouter, à la louange des gens de l'endroit, qu'ils sont d'une complaisance achevée, et que, respec-tivement aux mœurs et à la police, tout s'y passe dans une décence et un ordre admirables.

colonnes

colonnes aqueuses étant plus multiplié, elles
seraient bien plus énergiques.

La douche, soit froide, soit chaude, ne
doit jamais être considérée comme un remède indifférent, quand même elle ne tomberait que goutte à goutte, et que ce
serait d'une très-grande élévation ; son
effet principal ne porte ordinairement jamais que sur la partie douchée, dont elle
divise sur-tout les humeurs, en dilatant les
fibres : de là vient qu'elle est si salutaire
dans les luxations, les enkiloses, les engorgemens glanduleux et les lymphatiques,
les douleurs errantes et autres de même
nature. On ne donne à Aix que des douches descendantes, c'est-à-dire, à peu près
perpendiculaires ; on pourrait aussi en donner
qui fussent ascendantes, ainsi que des douches utérines, dans certains cas.

On ne prend la douche qu'à la source des
eaux de soufre ; on pourrait également
la prendre à celle des eaux d'alun, elle
serait aussi efficace que l'autre, pourvu qu'elle
fût appliquée aux cas convenables. Je ferai
voir ci-après les circonstances où elle devrait

même être préférée. Le préjugé dont le public est imbu, que ces eaux sont alumineuses, est sans doute la cause qui, jusqu'à-présent, a empêché de s'y doucher ; cependant, quand il serait même constaté par des expériences chimiques, qu'elles contiennent de l'alun, je serais toujours surpris que les médecins, partant de ce principe, n'en eussent jamais conseillé les douches dans certaines maladies où elles auraient été indiquées : c'est à eux de savoir distinguer et choisir les remèdes les plus propres à détruire nos maux.

Le sédiment, ou les boues amassées au fond des bassins des eaux, pourraient encore être de quelque utilité, si on les appliquait en topique, comme l'on emploie celles d'Acqui en Piémont, celles des eaux de S.t Amand, et de Bourbonne en France. C'est une expérience à tenter, que, jusqu'ici, personne, que je sache, n'a entreprise. Il est probable, et l'analogie paraît même l'indiquer, que ces boues sont de nature sulfureuse, et conséquemment participent de la vertu des eaux qui les déposent.

Il y a entre le bassin et la source des eaux

de soufre une ouverture faite à dessein, de figure à peu près ronde; on l'appelle le *bouillon*, parce que l'eau y arrivant avec assez de force au moyen d'un canal qui part d'un réservoir creusé dans le roc, et d'où viennent aussi les eaux de la source des douches; l'eau se trouvant alors resserrée dans son cours, paraît effectivement bouillonner à sa surface. On s'est toujours imaginé, à cause de ce mouvement intestin, que cette eau devait avoir dans cet endroit un plus grand degré de chaleur qu'ailleurs; mais c'est une erreur dont chacun peut aisément s'appercevoir, le thermomètre à la main. **Le** bouillon sert à plusieurs malades, et particulièrement aux pauvres, qui, par ce motif, ne peuvent pas prendre la douche; on plonge la partie malade (et c'est ordinairement les extrémités inférieures), dans ce bouillon, et on l'y laisse pendant un certain temps, afin que les substances minérales contenues dans les eaux puissent s'insinuer et pénétrer jusqu'au lieu affecté.

Enfin, on peut user des eaux de foufre en boisson, en bains et en douche tout à la

fois. Il y a des malades qui boivent de préférence les eaux d'alun ; mais puisque l'une
et l'autre source sont, comme on l'a dit ci-
devant, sulfureuses, c'est la différence et
la gravité des cas, qui doivent régler et
déterminer leur usage. Il y en a qui ne font
que boire et se baigner ; d'autres qui se
baignent, prennent la douche et n'en usent
pas en boisson; et d'autres qui se font doucher, sans boire et sans se baigner. Dans
l'usage de ce remède, comme dans celui de
tous les autres, le médecin prudent doit soigneusement rechercher les causes du mal,
afin de faire une juste application du moyen
curatif, et avoir toujours en vue le précepte, *à juvantibus et lædentibus desumuntur
indicationes.*

CHAPITRE II.

De la méthode qu'on doit suivre dans l'usage des eaux.

Employer des remèdes sans suivre une
méthode qui dirige le malade selon la nature et les diverses circonstances de la

maladie, c'est s'abandonner aveuglément à une sorte d'empirisme qui, sans aucun égard au tempérament, à l'âge et au sexe, et ne remontant point à la cause du mal, prescrit sans réflexion et de la même façon le même remède à des affections totalement différentes. Telle est souvent la route que l'on suit presque dans tous les lieux où il y a des eaux minérales, et qui consiste à boire, se baigner et prendre la douche; voilà donc, à peu près, leur seule et unique marche : de là vient que, le plus souvent, on les boit sans observer s'il convient de les prendre pures, ou mêlées; en grande, ou en petite quantité; à jeun, ou après avoir mangé; avant le bain, dans le bain, ou après le bain. Lorsqu'on se baigne, on ne fait pas attention à la durée du temps que l'on doit rester dans le bain, et si l'eau a le degré de chaleur qui convient, ou non (1).

---

(1) J'ai vu des malades envoyés aux eaux d'Aix, par des médecins de très-grand nom, qui ne les connaissaient, sans doute, que de réputation, et auxquels ils avaient conseillé deux bains par jour, de quatre heures chacun, outre plusieurs autres remèdes à prendre encore entre le bain et le repas, ensorte qu'il leur restait à peine du temps pour dormir et pour se nourrir.

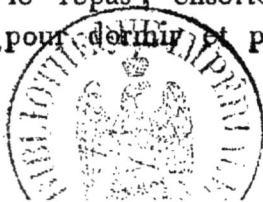

Les malades prennent-ils la douche (et c'est en ce point sur-tout qu'ils commettent les plus grandes erreurs), ils ne mettent aucune différence entre une douche trop forte ou trop longue, et une douche légère ou de courte durée. Ces différences sont cependant d'une conséquence importante, si l'on veut retirer tout le fruit possible de l'usage des eaux minérales.

Il existe dans chaque pays où il y a des sources minérales, une méthode particulière que suivent ceux qui y vont pour en user : Aix a aussi la sienne ; mais, comme elle m'a paru vicieuse en plusieurs points, je tâcherai de les signaler, et de les combattre par des raisons étayées de l'observation et de l'expérience.

Rien ne fixe mieux le temps où l'on doit venir aux eaux d'Aix, que la saison du printemps ; si elle a été belle, peu pluvieuse, et si les neiges n'ont pas été abondantes pendant celle de l'hiver, on peut alors y venir de meilleure heure, comme en mai ou en juin : les eaux n'étant pas alors mélangées par la fonte des neiges, ont plus de force et d'efficacité; cependant les mois de juillet, d'août, et quelquefois jusqu'à la fin d'octobre, sont les temps les plus favorables. On craignait autrefois de se baigner dans le temps de la canicule; mais, heureusement, cette crainte, enfant d'un ancien préjugé, n'a plus guère d'influence aujourd'hui, que sur l'ame des ignorans.

Il est absolument nécessaire de se purger avant l'usage des eaux, soit qu'on les prenne en boisson, bains ou douches. Il y a plusieurs personnes qui négligent cette pratique, et la regardent comme inutile; cependant, si l'on réfléchit que les premières voies sont presque toujours chargées de saburre, suite des mauvaises digestions, sur-tout chez des individus malades, il arriverait que, sans cette précaution, les eaux entraîneraient avec elles, dans la masse des humeurs, ces matières hétérogènes, et introduiraient un germe de maladie qui, en se développant, causerait une affection peut-être plus fâcheuse que celle dont on venait chercher la guérison, ou tout au moins la rendrait plus rebelle. D'ailleurs, les bains et la douche, en refoulant

les humeurs intérieurement, feraient craindre qu'un chyle mal élaboré, se portant dans
le torrent de la circulation, ne se déposât
sur les viscères les plus faibles, et ne pro-
duisît des engorgemens qui seraient sans doute
difficiles à résoudre.

On boit les eaux des deux sources d'Aix
par verrées ; mais les eaux d'alun sont celles
dont communément on fait le plus d'usage.
Ces verrées ne doivent pas excéder 6
à 7 onces de liquide (183 à 214 gramm.):
on les boit le matin à jeun, et sur-tout à
la source, si l'on veut qu'elles produisent
l'effet salutaire que l'on cherche ; ces eaux
perdent très-promptement, par le transport et
par l'évaporation, le gaz dont elles sont imprégnées, et auquel, comme à leur principe le plus actif, elles doivent particulièrement leur vertu. La plupart des malades
ont la coutume de les boire dans leur chambre, sans faire presque aucun mouvement,
laissent évaporer et, pour ainsi dire, refroidir le reste de la dose convenue, avant
qu'elle soit totalement achevée : il n'y a
donc guère que la première verrée qui

puisse être regardée comme médicamen-
teuse ; le reste se réduisant toujours à de
l'eau commune, ou tout au plus à de l'eau
tiède. Il ne serait donc pas surprenant, d'a-
près cette méthode vicieuse, d'entendre les
malades se plaindre que les eaux ne leur
ont fait aucun bien.

On a très-souvent vu l'équitation aider
et faciliter le passage des eaux ; la secousse
légère que procure cet exercice à tous
les viscères du bas – ventre, et sur – tout
à l'estomac, en augmentant l'oscillation de
leurs fibres, rend cette pratique très-avantageuse, qui, si elle devenait beaucoup plus
commune, serait encore préférable à toutes
les autres.

La méthode d'envelopper promptement,
d'un linge trempé dans l'eau froide, la bouteille qui sert à les transporter jusque chez
le buveur, ne peut du tout suffire qu'à
celui qui est absolument empêché d'aller à
la source ; mais toute autre manière de les
boire, est complétement illusoire ; et qui
que ce soit qui les conseille ainsi, trompe
la vertu des eaux et par conséquent le ma-

lade ; cette complaisance ou ce défaut d'énergie pour l'avis contraire, est encore une sorte de charlatanerie indigne de ceux qui exercent la vraie médecine. Le nombre des verrées ne peut être exactement déterminé; il dépend d'abord de la nature de la maladie, de l'état de l'estomac et de la manière dont les fonctions de cet organe s'exécutent ordinairement chez celui qui boit : cependant on peut, sans risque, commencer par trois verrées prises à un intervalle de demi ou de trois quarts d'heure les unes des autres; si cette dose n'a point fatigué l'estomac, si elle n'a pas causé un certain mal-aise, un poids près du scrobicule du cœur (1), on peut tenter d'en boire encore une ou deux verrées de plus que le nombre désigné ci-dessus, ce qui serait même alors suffisant dans presque tous les cas (2). Au reste, c'est

_____

(1) C'est cette partie vulgairement appelée le *creux de l'estomac* (note pour les personnes qui ne sont pas de l'art).

(2) Cependant je puis assurer avoir vu à Aix un militaire âgé de plus de 50 ans, qui, à la vérité, se portait bien, et qui buvait les eaux d'alun, disait-il,

une affaire d'expérience, et l'on doit tâtonner, pour arriver à la dose que l'on peut supporter sans mal-aise.

Il n'est pas moins nécessaire de se promener au grand air en les prenant, pour en faciliter le passage et empêcher leur trop long séjour dans l'estomac, ce que l'on sent alors par un poids incommode qui, tiraillant ce viscère, entraîne avec lui le diaphragme, procure un mal-aise, une angoisse, et souvent une oppression qui rebutent le malade : de là vient qu'il juge souvent que les eaux lui sont contraires.

Lorsqu'on est parvenu au maximum des verrées, après en avoir augmenté le nombre d'une, tous les 3 ou 4 jours, il convient de s'en tenir à cette haute dose pendant 4 à 5 jours, de rétrograder ensuite, et diminuer ce nombre, en observant la même proportion qu'on avait suivie dans l'augmentation,

---

pour les maladies à venir, en prendre 24 à 25 verrées dans la matinée, pendant 12 jours de suite, sans en avoir ressenti la plus légère incommodité; et certainement le gobelet dont il se servait, contenait plus de 10 à 12 onces d'eau.

jusqu'à ce qu'on soit revenu au nombre par
lequel on avait d'abord commencé. Cette
méthode est à peu près celle que l'on suit
en général dans la boisson de toutes les eaux
minérales; je ne l'indique donc ici que pour
ceux qui l'ignoreraient tout-à-fait, ou qui
ne voudraient pas consulter quelqu'un de l'art
dans l'usage qu'ils désireraient en faire. D'ailleurs, j'ignore s'il y a des auteurs qui, en
traitant des eaux minérales et de leurs vertus,
aient tracé une méthode tout à la fois détaillée
pour en user, et préservatrice contre les
abus qui peuvent s'ensuivre.

S'il n'est pas possible de déterminer précisément le nombre de verrées que peut en prendre un malade, il ne l'est pas non plus de
fixer celui du temps pendant lequel il doit
les boire. La nature de la maladie, son ancienneté, l'état du malade, sa constitution,
son âge et son sexe, sont autant de circonstances auxquelles il faut avoir égard, et qui
doivent décider pour le plus ou le moins
long usage de ces eaux; mais, quoi qu'il
en soit, c'est toujours le matin à jeun que
les eaux doivent se boire, en observant de

peu souper ; on peut encore en prendre quelques verres 5 à 6 heures après le dîné.

C'est ainsi que l'on doit se conduire dans la boisson des eaux d'alun. Quelquefois on ajoute dans les deux ou trois premières verrées certains sels pour les rendre purgatives, ou seulement laxatives, tels que le sel de Glauber (sulfate de soude), le sel d'Epsom (sulfate de magnésie), celui de saignette (tartrite de soude), le sel de *duobus* (sulfate de potasse), le sel végétal (tartrite de potasse), et autres de même espèce. Cette méthode ne peut cependant convenir que dans les cas où il est seulement besoin d'évacuer légère-ment, et encore dans des tempéramens très-susceptibles d'être agacés ; mais lorsque, le matin à jeun, il se manifeste un mauvais goût à la bouche, que la langue est enduite d'un limon blanc ou jaunâtre, qu'il existe de l'inappétence et un dégoût décidé pour les alimens, alors, au lieu de l'addition de ces sels, qui ne font qu'effleurer cet amas de saburres, il faut suspendre la boisson, pour se purger avec les purgatifs ordinaires, tels que séné, rhubarbe, manne, poudre de

jalap, le syrop de rhubarbe, celui de chico=
rée composé, et autres semblables purgatifs
amers.

Au reste, je ne suis point d'avis de mêler
les eaux d'alun avec aucune substance quelconque ; j'ai vu plusieurs malades les couper
avec différentes espèces de lait ; je les ai
même conseillées ainsi mélangées, dans ma
première édition ; mais l'expérience m'a dès-
lors prouvé, plusieurs fois, qu'elles ne convenaient dans aucun cas ; que leur passage était
lent et difficile ; qu'elles ôtaient l'appétit au
bout de quelques jours de cet usage, déter-
minaient souvent la dyarrhée, amenaient sur
la langue cet enduit dont on a parlé ci-devant,
et obligeaient le malade à se purger, ce dont
il n'aurait pas eu besoin, s'il n'avait pas suivi
cette pratique trompeuse et routinière. Je
conseille donc de les prendre pures, telles
qu'elles sortent de la source.

Lorsqu'on a achevé chaque matin de boire
les eaux, on peut prendre, une heure après,
une légère nourriture, telle qu'un potage,
une croûte de pain et un verre d'eau sucrée,
à laquelle on ajoutera une cuillerée à café

d'eau de fleurs d'oranges , ou un peu de bon vin vieux avec du pain grillé, ou quelqu'autre aliment approprié au goût et à l'état du malade. Il est même à propos de suivre cet usage , sur-tout si l'on est dans l'habitude de déjeuner ; car il est d'expérience que souvent les eaux ne commencent à passer, qu'après avoir pris une légère nourriture. Si on usait des eaux en boisson et en bains tout à la fois , on peut en boire un verre avant d'entrer au bain , et les continuer même pendant le temps qu'on est dans le bain ; il seconde leur effet , et facilite l'absorption des parties minérales à travers le tissu des organes, parce que leur vertu est principalement destinée au rétablissement des organes qui concourent à la digestion, ou à corriger quelque levain dont les humeurs seraient imprégnées , ou à donner à la partie rouge du sang la fluidité requise pour circuler librement, et empêcher les stases dans les différens systèmes dont le corps humain est composé.

Au reste, comme il n'est pas possible de prescrire des règles pour tous les cas, parce qu'il est difficile de tous les prévoir; et comme ces règles pourraient ne pas convenir à tous les tempéramens, on sent très-bien qu'on ne peut indiquer, à cet égard, que des généralités : c'est donc au malade à instruire son médecin sur tout ce qui pourrait lui fournir des indications nécessaires; et c'est à lui de les remplir autant que l'art, aidé de sa prudence, les lui suggérera.

Quant à la boisson des eaux de soufre, l'usage qu'on en fait, les cas où elles conviennent, et la méthode à suivre sont bien différens, puisque l'observation prouve qu'elles sont beaucoup plus actives que celles d'alun, qu'elles augmentent la chaleur du corps, accélèrent le mouvement circulatoire, et finissent par ôter le sommeil à ceux qui en abusent par une boisson disproportionnée à leur état. Il est même rare qu'il y ait des circonstances où l'on doive communément outre-passer une pinte ou une pinte et demie, poids de 3 liv., qui équivaut 0,98 k. à 147 d., et dont le volume équivaut 0,93 l. à 139 c., à moins que ce ne soit dans un engourdissement suivi des cas où il y a stupeur dans les facultés intellectuelles, ou à la suite d'une attaque

d'apoplexie

d'apoplexie, de paralysie, où il convient de
porter une vive secousse à toute la machine
animale, et de rappeler le principe vital
qui paraît, pour ainsi dire, vouloir s'échapper.
On ne devra conséquemment pas observer
à peu près la même méthode, dans leur
boisson, que celle qui a été tracée pour la
boisson des eaux d'alun. Au reste, les maladies contre lesquelles on doit user des eaux
de soufre, seront indiquées plus bas, d'une
manière claire, précise et assez détaillée pour
ne commettre aucune erreur dans leur application. Les eaux de soufre sont principalement salutaires dans certaines affections de
poitrine, telles que l'asthme humoral, les
difficultés de respirer causées par des tubercules aux poumons, ou par des congestions
scrophuleuses. On les conseille quelquefois
dans des commencemens de phthysie, coupées avec du lait; mais lorsqu'il y a un
mouvement fébrile, ou une ulcération même
légère dans l'organe, elles sont dangereuses,
et accélèrent promptement la maladie; je
ne les ai vu réussir, ainsi mélangées, que
dans les toux nerveuses, agaçantes, qui

12

fatiguent singulièrement le poumon, sans être suivies d'expectoration, ni accompagnées de fièvre. Il est donc très-imprudent d'user de ces eaux en boisson, sans consulter un homme de l'art, éclairé, qui saura distinguer et reconnaître la vraie cause du mal ; car ce serait porter un faux jugement sur ces eaux, que de les regarder comme un remède indifférent.

On a dit ci-devant qu'on usait des eaux d'Aix intérieurement et extérieurement ; mais, indépendamment de l'usage intérieur qu'on en fait en les buvant, les lavemens sont encore un autre moyen d'en user, des plus salutaires ; c'est alors plus particulièrement des eaux d'alun dont on se sert: ici la pharmacie n'a heureusement rien à faire ; une pinte de ces eaux, telles qu'elles sortent de la source, est le remède tout préparé par la nature: cette dose est communément celle qu'on emploie ; leur chaleur est celle qui convient au remède dont il s'agit; et le malade, pour peu qu'il ait de la dextérité, et qu'il soit pourvu d'une seringue à bec recourbé, n'aura pas besoin de l'apothicaire. Cette sorte de secours procure un bien infini dans presque tous les cas pour lesquels on vient aux eaux; il peut même se prodiguer, si tant est qu'on doive être prodigue en remèdes: je n'en ai jamais vu résulter aucun mauvais effet, de quelle manière qu'on use des eaux, soit en boisson, en bains ou en douches, soit qu'on fasse usage des trois à la fois.

Il n'en est pas de même des eaux de soufre prises en lavemens ; elles sont peu usitées sous ce rapport; je n'ai d'ailleurs aucune observation où elles aient été prescrites, et pour moi je ne crois pas les avoir jamais conseillées : cependant elles pourraient être utiles de cette manière contre certains maux que l'on désignera ci-après.

Après avoir traité de la manière dont on use des eaux intérieurement, il faut indiquer celle dont on en fait usage extérieurement; et celle-ci n'est pas la moins utile, si même elle n'est pas la plus essentielle dans la majeure partie des maladies auxquelles conviennent les eaux d'Aix: l'effet qu'elles produisent est en général plus étendu , il a beaucoup plus d'énergie, et embrasse toute l'organisation de l'économie animale.

Les bains et la douche sont les deux manières dont on fait usage des eaux à l'extérieur ; on emploie communément les eaux
de soufre pour la douche, et on les associe
à celles d'alun pour les bains. Voyons d'abord
l'usage de l'une et de l'autre en bains.

Les hommes ont senti de tout temps le
besoin et la nécessité d'employer l'eau, soit
pour se rafraîchir, ou se nétoyer la peau,
lorsque la propreté l'exigeait (et elle l'exige
souvent dans le cours de la vie), soit pour
conserver leur santé, ou la rétablir lorsqu'elle
était altérée. Aussi l'usage et l'ancienneté des
bains remontent-ils à des temps fort reculés.

Les bains des eaux thermales furent pré-
férés à ceux des eaux froides, d'abord parce
qu'ils sont plus économiques, et que la nature les offrant le plus souvent à un certain degré de chaleur agréable, ils flattaient
tout à la fois la paresse et la sensualité,
et ce qu'il y a de plus important, parce
que les bains de ces eaux ont de tout temps
été regardés comme des secours excellens,
propres à guérir, ou tout au moins à contribuer à la guérison de plusieurs maladies opi-

niâtres. Les différentes espèces de bains sont très-anciennes, puisqu'elles étaient déjà usitées avant Hippocrate (1), et l'on sait combien les établissemens des bains particuliers étaient multipliés dans le siècle d'Auguste, et quel usage fréquent en faisaient les Romains. Cependant, si l'on examine de près leurs propriétés, on verra que les bains ne sont pas un remède indifférent, et qu'ils ne conviennent pas également à tous. On prend assez communément des bains à Aix; mais souvent aussi on en abuse: on les prend chauds ou tièdes, sans réfléchir qu'on se met quelquefois dans un bain chaud, tandis qu'il ne devrait être que tiède; et que d'autres fois il n'est que tiède, lorsque le cas exigerait qu'il fût chaud. La nature de la maladie doit être l'indication qu'il faut suivre, pour déterminer si c'est le bain chaud qui convient, ou le tiède, ou le frais. J'ai vu de jeunes médecins, sans doute encore apprentis en l'art, qui cependant, avec une

_____

(1) Quo fiebat ut non solùm prosperâ semper uterentur valetudine, sed ad centum et plures annos dulcem vitam protraherent. Bagliv. de morb. solidor.

2

morgue doctorale, ont souvent commis cette bévue, et notamment dans des cas d'apoplexie, de paralysie, et autres affections du même genre, où il faut exciter tous les systèmes du corps, et parer à l'atonie générale; je les ai vu, dis-je, ne conseiller que des bains d'une très-longue durée, et d'un degré de chaleur qui peut, tout au plus, convenir à une petite maîtresse. Aussi le pauvre patient ne sortait-il de là que plus affaissé sous le poids de la maladie et sous celui du remède; et rentrait dans ses foyers beaucoup plus malade qu'auparavant : ce qui allait à décréditer infiniment les eaux, tandis que le fait ne devrait décréditer que l'Esculape.

La graduation que l'on observe communément dans les thermomètres ordinaires, et qui indique *bains*, est absolument défectueuse; on ne doit pas s'y prendre, parce qu'elle induit presque toujours en erreur ceux qui s'y rapportent. Ce degré de chaleur peut convenir à une certaine constitution, par un pur hazard, et être trop fort ou trop faible pour telle autre. La main du baigneur elle-même, promenée dans tout le volume de l'eau du bain, si la chose est possible, serait un thermomètre plus sûr que tous ces instrumens faits au hazard et vendus à tout venant. Si la main qui aura parcouru ainsi toute la baignoire, y éprouve la sensation d'une chaleur douce et d'une température égale par-tout, qui ne happe point la peau par une chaleur sèche et ardente ; qui, par sa fraîcheur ou par un degré de froid décidé, ne saisit pas la surface de la main par une crispation de la peau, alors le baigneur aura rencontré à peu près le degré de chaleur qui lui convient, à moins que le conseil d'un homme de l'art ne le détermine lui-même. Ce sont donc les médecins qui doivent être les vraies boussoles pour décider dans ces circonstances ; car il est certain que c'est principalement de la température plus ou moins élevée du bain, que dépendent ses effets sur l'économie animale.

On pourrait, d'après ce principe, établir quatre espèces de bains, si l'on voulait généralement s'en tenir à la graduation du thermomètre de Réaumur, en supposant toutefois que cet instrument fût construit suivant les lois de la physique , tant pour les qualités qu'exige le tube , que pour celles qui concernent la pureté du mercure.

Dans la première espèce, serait le bain appelé *chaud* , dont la température excéderait 29 ou 30 degrés, chaleur ordinaire du corps humain.

La seconde espèce, appelée *bain tiède*, dont la température serait de 20 à 26 degrés.

La troisième, *bain frais*, dans lequel la température partirait de 15 à 18 degrés.

Et la quatrième espèce, appelée *bain froid*, commencerait à la température de la glace jusqu'à 10 ou 12 degrés au-dessus de zéro.

I.re ÉPREUVE. *Bain chaud.*

Le 10 mai 1806, par un temps pluvieux, l'atmosphère fraîche et humide, le vent de sud-ouest soufflant, le thermomètre exposé à l'air, étant à 11 degrés au-dessus de la glace, j'entrai, l'estomac vide et la digestion de la veille étant parfaitement achevée, sur les sept heures du matin, dans un bain dont l'eau était à 35 degrés de température, suivant la graduation de Réaumur ; je ne pus y demeurer que 4 minutes; mon pouls, qui bat ordinairement, en état de santé, de 65 à 67 pulsations dans une minute, en battit plus de 80 au bout de deux minutes; le nombre en augmenta dans une proportion rapide , à mesure que la durée du bain approchait de ces 4 minutes; car alors il en battait 130, terme qui est déjà celui du pouls dans une fièvre ardente. Ma tête devint pesante, mes idées s'embrouillaient , j'avais de la peine à distinguer les objets qui m'entouraient; les carotides agitaient l'eau qui les baignaient, par la force et l'étendue de leurs pulsations ; il me semblait aussi ressentir quelques battemens dans l'intérieur du crâne : effet qui me parut réel, quoique rare et difficile à expliquer. Cette situation me faisant craindre un coup de sang, et ne pouvant d'ailleurs plus y tenir, je me hâtai de sortir du bain.

Pendant tout le jour j'éprouvai une irri- tation et une chaleur considérables dans tout le corps, accompagnées d'un mal-aise que je ne savais définir; une sécheresse à la langue et une soif pressante me fatiguèrent pendant

toute cette journée; l'appétit qui, chez moi,
n'est jamais en défaut, disparut entièrement;
pour toute boisson et pour toute nourriture,
je ne pus prendre, dans tout le cours du
jour, que de l'eau sucrée, aromatisée d'eau
de fleurs d'oranges, et un bouillon de viande
léger. Mon pouls, à l'heure du coucher,
n'était pas encore revenu à son point naturel; et quoique mon sommeil ne fût pas
ce qu'il est ordinairement, néanmoins le repos
de la nuit ne laissa pas de me suffire, pour
être le lendemain dans mon état ordinaire
de santé.

II.e EPREUVE. *Bain tiède.*

Le 15 du même mois et de la même
année, par un temps encore pluvieux, l'atmosphère étant douce et humide, le vent de
sud régnant, le thermomètre exposé à l'air,
indiquant sur les six heures du matin 15
degrés, je suis entré, l'estomac vide et parfaitement libre de la digestion du soupé,
dans un bain dont l'eau était à la température de 24 degrés. Mon pouls, dont les
pulsations, en entrant, étaient au nombre

de 66 dans une minute, se dilata d'abord,
et il me parut, dans les premiers momens
de l'immersion, que l'eau étant à ce degré
de chaleur, je ne pourrais pas y rester tout
le temps projeté, et que cette température
approchait plus de celle du bain que j'appelle
chaud, que de celui que j'appelle *tiède*,
dont mon intention était de déterminer l'espèce en déterminant son degré de chaleur;
cependant, après 7 à 8 minutes, la surface
du corps s'étant insensiblement accoutumée
à cette température, j'y restai trois quarts-
d'heure, sans néanmoins être parfaitement à
mon aise; je me sentais la tête d'une pesanteur gravative, et mon pouls battait 80
pulsations dans une minute; j'urinai en médiocre quantité dans ce bain, et je n'avais point
du tout uriné dans le précédent. Quelques
minutes après être sorti de l'eau, la pesanteur
de tête disparut, et je fus, pendant le reste
du jour et les suivans, à peu près dans mon
état naturel ordinaire.

Cette seconde espèce de bain, à qui je
donne le nom et la qualité de *tiède*, peut
généralement être regardé comme tel à cette

température, et convenir à la majeure partie des tempéramens ; mais il pourrait se faire qu'il fût trop chaud pour certaines constitutions et dans certaines circonstances, si j'en juge d'après les sensations que j'en ai ressenties moi-même, quoique cependant elles ne puissent pas absolument devenir nuisibles.

IIIe Epreuve. *Bain frais.*

Le 20 de mai 1806., le ciel étant beau, l'atmosphère chaude et humide, le vent d'ouest soufflant, le thermomètre à l'air, étant le matin avant les six heures, à 11 degrés 1[2, je me suis mis, à 6 heures précises, dans un bain dont la température était indiquée sur le thermomètre à 15 degrés ; mon pouls battait dans une minute 65 pulsations; avant d'y entrer j'étais à jeun, et n'éprouvais rien de la part de l'estomac qui pût m'annoncer que mon soupé n'eût pas été bien digéré. J'éprouvai, en entrant, un saisissement de fraîcheur assez fort dans tout le corps, qui me rendit d'abord la respiration gênée, difficile et même entrecoupée ; un serrement dans le haut de la tête, comme si elle eût été pressée circulairement par un bandeau placé au-dessus des orbites, des oreilles, et sur la partie supérieure de l'occipital ; le pouls, qui, avant l'immersion, était dilaté et souple, se ressentit promptement de cette impression, il devint petit, serré, et le nombre des pulsations, quoiqu'égales entr'elles, ne diminua ni n'augmenta pendant la durée d'une minute ; elles gardèrent à peu près la même fréquence ; j'y urinai en trois reprises beaucoup plus abondamment que je ne l'aurais fait dans presque tout le jour, à l'air. La chaleur de mon corps ayant réchauffé la couche d'eau qui l'entourait, me faisait trouver le séjour du bain agréable ; j'en sortis après y avoir demeuré presque une demi-heure, temps qui me parut suffisant pour constater ce que je cherchais, c'est-à-dire, déterminer cette troisième espèce de bain, que j'appelle *frais*. Toutes mes fonctions s'exécutèrent ce jour-là avec beaucoup plus d'aisance ; je me sentis plus léger, l'appétit augmenta, et le sommeil fut analogue au bien que me procura cette expérience.

IV.e Epreuve. *Bain froid.*

Le 25 du même mois, par un beau temps, l'atmosphère étant chaude et humide, le vent du sud soufflant, et le thermomètre à l'air sur les cinq heures et demie du matin, marquant 13 degrés 1[2, j'entrai, sur les six heures, à jeun, dans un bain dont la température était entre 5 et 6 degrés à mon thermomètre. J'avoue de bonne foi que l'impression que j'éprouvai d'abord fut si subite et si vive, que je fus tenté d'en sortir aussitôt; cependant je tins bon, quoique la respiration devînt tout-à-coup laborieuse et très-embarrassée; tous les agens de la poitrine essuyèrent une telle contraction, qu'elle ne pouvait se dilater, ni presque permettre l'entrée de l'air, et qu'il en résulta une oppression suffocante; j'urinai cinq fois tout de suite; le pouls devint si petit et tellement resserré, qu'à peine pouvais-je en appercevoir les pulsations, d'ailleurs si précipitées, qu'il me fut impossible de les compter dans l'intervalle d'une minute à l'autre; j'avais un tintement dans les oreilles qui me causa une surdité momentanée ; j'essuyai à la gorge un sentiment de strangulation, et il me paraissait que les yeux allaient sortir des orbites : sans doute que le spasme qu'éprouva tout-à-coup le système des vaisseaux sanguins, empêchant le retour du sang de la tête, était la cause de tous les symptômes qui m'assaillaient, et qui me mettant dans une situation si pénible, me forcèrent à ne pas demeurer dans l'eau plus de cinq minutes qui me parurent assez longues, et à terminer là une expérience qui me fit donner à ce bain la dénomination bien méritée de *bain froid*. La température à laquelle j'ai pris ce bain est certainement de beaucoup plus froide que celle des bains que l'on prend à la rivière dans les mois de juillet et d'août, temps où celle de l'air est communément, sur les six heures de l'après - midi, entre 15 à 18 degrés, sur-tout si la rivière a peu de profondeur, si son lit est tapissé de cailloux, et particulièrement si l'on nage, car la natation diminue encore la sensibilité causée par la fraîcheur de l'eau.

Telles sont les quatre épreuves que j'ai
eu la hardiesse d'exécuter sur moi-même,
pour fixer, au moins d'une manière approxi-
mative, les quatre espèces de bains auxquels
on donne les noms de chaud, de tiède, de
frais et de froid, et sur lesquels je crois
absolument nécessaire que les médecins doivent s'entendre et s'accorder: c'est un point
essentiel de pratique médicinale, dont quelques auteurs ont traité, sans avoir positivement déterminé quels sont les degrés du
thermomètre propres à chacune de ces quatre
espèces. D'ailleurs, les bains ont toujours été
et sont encore aujourd'hui des secours si
salutaires dans plusieurs maladies, qu'ils m'ont
paru exiger le soin de tracer des données
à peu près fixes sur leurs différentes espèces,
et sur les différens effets que chacune d'elles
peut produire (1).

(1) On lit dans le 30.e tome sciences et arts de la
Bibliot. britannique, art. *remarques sur l'usage des bains
chauds*, par le docteur Buchan, « qu'en entrant dans
» un bain dont la température serait de 25, 27 à 28
» degrés de Réaumur, c'est un bain chaud, dont on
» ne peut espérer des effets calmans et adoucissans ».
Je ne serais pas tout-à-fait de cet avis, et j'avoue de

On

On emploie ordinairement à Aix, l'eau d'alun pour les bains, dont on mêle deux tiers à un tiers de celle de soufre. C'est même une méthode si scrupuleusement observée, qu'on n'ose pas s'en écarter (tant il est vrai qu'il y a aussi des routines dans la médecine); cependant, comme les eaux de soufre sont plus abondantes en hydrogène sulfuré, ou, comme l'appelle le docteur Bonvoisin, dans son analyse, *gaz hépatique*, il n'est pas douteux qu'il y ait des cas, et ce sont même les plus fréquens, où le bain ne devrait être préparé qu'avec les seules eaux de soufre.

C'est le matin ou le soir qu'il faut choisir pour prendre le bain tiède; et comme le tempérament des femmes exige un sommeil plus long que celui des hommes, elles doivent y entrer plus tard. Si l'on prend une douche

bonne foi que je n'oserais conseiller à un malade de prendre un bain de cette température, pour en obtenir des effets calmans et adoucissans, d'après ce que j'ai éprouvé moi-même dans ma première épreuve, et surtout d'après le docteur Buchan qui, dans la même page, dit: « quelques degrés de chaleur de plus, changent du tout au tout l'influence de ce bain sur le

et un bain chaque jour, on doit préférer
le soir pour se baigner; mais, soit qu'on se
baigne le matin ou le soir, il serait imprudent d'entrer au bain si l'on était en sueur.

» corps humain, et à 28 degrés, le pouls s'accélère,
» la transpiration insensible augmente, au point qu'à 3o,
» elle se convertit en sueur. » Il n'est donc plus possible d'espérer alors ni calme ni adoucissement aux maux,
puisqu'à 28 degrés le pouls est déjà accéléré, et la
transpiration insensible augmentée ; il me paraît, en outre,
bien difficile de s'appercevoir d'une augmentation de cette
excrétion, étant dans l'eau, moins encore d'imaginer
quels peuvent être les moyens d'évaluer cette augmentation, puisque d'après sa dénomination et les expériences
de Sanctorius, on a de la peine à la découvrir même
dans l'air.

Ma timidité à conseiller un bain de cette température,
que j'appelle, ainsi que le docteur Buchan, *un bain
chaud*, afin de procurer des effets calmans et adoucissans,
serait encore plus grande, d'après l'observation que rapporte le même docteur, d'un malade à qui on avait
prescrit des bains chauds, et qui y prit subitement une
attaque de paralysie, pour avoir imprudemment lâché
le robinet de l'eau chaude, dans le dessein d'en augmenter un peu la température : l'eau était certainement
déjà trop chaude lorsqu'il y entra, et on ne peut
raisonnablement attribuer cette attaque à une petite
augmentation de chaleur, que parce qu'il arrive souvent
en médecine, comme dans plusieurs autres circonstances,
que l'on conclud *post hoc, ergo propter hoc*. De semblables faits prouvent combien il importe de régler la
chaleur des bains par le thermomètre, ce dont je serais

Ce sont, le plus communément, des bains tièdes que l'on prend à Aix, et on est trop réservé sur ceux que j'appelle *chauds*, qui feraient beaucoup de bien dans certains cas,

---

d'accord, si cet instrument était toujours gradué d'après les principes de la médecine et les observations des médecins ; cependant les malades n'étant pas ordinairement pourvus d'un thermomètre, j'ai toujours remarqué que la sensation qu'éprouve la main en la plongeant dans l'eau, pour juger de sa température, était le moyen le plus sûr, quoique le docteur Buchan dise encore qu'elle est illusoire. Au reste, ce qu'avance ici ce docteur, est, dit-il, le résultat d'expériences très - bien faites par M. Currie, aussi médecin anglais, souvent répétées par le docteur Buchan, et toujours avec succès.

On lit dans un ouvrage *sur la nature et l'usage des bains*, par *Henri-Mathias Marcard*, *publié en* 1801, que, pour qu'un bain produise les effets d'un remède calmant, il ne faut pas qu'il soit chaud au point d'accélérer les mouvemens du pouls ; cet auteur assure même, qu'à la température au-dessous de 28 1/2 degrés, le bain ne produit jamais cet effet ; et quoique le comte de Rumfort ait attribué le recouvrement de sa santé à des bains d'une température de 28 1/2 à 29 degrés, ses amis n'en jugèrent pas moins qu'il faisait des épreuves très-hazardeuses ; et cet exemple qui n'est pas prudent, ne peut servir de règle dans la pratique de la médecine, à moins qu'il ne fallût rappeler le mouvement et la sensibilité animales dans un cas de paralysie, ou de stupeur portée au plus haut degré, pour disposer le malade à l'action des autres excitans connus. (Voyez le tom. 20.e sciences et arts de la bibliothèque britannique.)

et sont absolument nécessaires dans d'autres.

On peut prendre deux bains tièdes par jour (je n'en ai jamais vu prendre davantage); la durée de chaque bain est ordinairement d'une heure à une heure et demie; rarement est-elle de deux, et plus rarement encore de trois ou de quatre : je ne crois pas même qu'il y ait des circonstances où l'on dût les ordonner de cette durée. Le temps que l'on doit rester dans le bain chaud est beaucoup plus court, et ne doit pas excéder 7 à 8 minutes.

Comme l'on peut par-tout user des bains frais et des froids, ce n'est pas ici le lieu de fixer ni les cas où ces deux espèces de bains conviennent, ni leur durée; d'ailleurs, il est d'expérience que les eaux de soufre perdent, par l'évaporation et en se refroidissant, toutes les propriétés dont elles sont douées. Le local où l'on prend les bains doit être, autant que possible, vaste et commode; l'air doit être renouvelé de temps en temps, sans que cependant il soit trop froid ou trop chaud : l'un ou l'autre serait également pernicieux. Hippocrate recom-

mande d'être tranquille dans le bain et de
n'y point parler (1); néanmoins, malgré la
vénération que j'ai pour ce prince de la
médecine, il ne paraît pas que le mouvement que l'on fait dans le bain soit nuisible, ou puisse en arrêter le bon effet.
Peut-être ce précepte est-il une suite de la
défense qu'il faisait à ses disciples, de conseiller les bains, sur-tout aux malades qui
n'étaient pas aisés, quoiqu'il eût une grande
idée de cette espèce de remède.

En sortant du bain tiède, on enveloppe
le malade dans un drap légèrement échauffé,
pour ne pas trop l'exposer à l'impression de
l'air froid; on le met dans un lit modérément chaud, à moins que l'intention du
médecin ne soit d'augmenter la transpiration (2). Si, en se baignant, l'on use en même

---

(1) Qui lavatur, moderatè se componat et taceat, nihilque
ipse faciat. Lib. de rat. vict. in morb. acut. sect. 4.â

(2) On a la coutume à Aix de tenir le lit extrêmement chaud, indifféremment pour tous ceux qui sortent
du bain ou de la douche : méthode dangereuse et absolument contraire à la saine pratique, parce qu'il n'est
pas possible que cette même méthode puisse convenir
également à tous les différens cas.

temps de quelques remèdes, on peut les prendre dans le bain, ou immédiatement après être rentré au lit. Dès que le corps est bien séché, on change de linge, et l'on prend ensuite, à demi-heure au moins d'intervalle, une légère nourriture, telle qu'un potage, une tasse de chocolat, ou un peu de bon vin vieux, avec du pain que l'on peut, à volonté, faire médiocrement griller.

On pourrait oindre avec de l'huile la surface du corps de ceux qui prennent les bains: ce moyen, dont se servaient fréquemment et avec beaucoup de succès les Romains, serait très-propre à éviter les résultats fâcheux causés par la transition subite d'une température à une autre d'un degré très-inférieur, et rendrait alors la peau moins sensible et moins exposée à ces différentes variations. Cet usage doit cependant être modéré; il rend, après le bain, la peau plus souple, empêche le contact immédiat de l'air, peut, en s'opposant à son entrée à travers les pores, conserver la chaleur intérieure, et modifiant d'ailleurs celle des bains, rétablir en quelque façon la souplesse de l'enveloppe cutanée, dont l'eau d'un bain frais pourrait l'avoir privée (1).

Les bains tièdes procurent quelquefois un

(1) Lorsque le capitaine Wallis découvrit l'île d'Otahiti, il trouva une coutume établie parmi ces insulaires, qu'ils suivaient dans des cas de maladie, de convalescence, ou de faiblesse provenant de fatigue, ou de quelques travaux pénibles : cette coutume consistait à frotter doucement avec les mains la peau de ceux sur qui on la pratiquait ; et il y a toute apparence qu'elle faisait aussi partie des soins hospitaliers que rendait cette nation aux étrangers qu'elle recevait, puisque Obéréa, reine de cette île, la fit exécuter sur le capitaine Wallis, sur son premier lieutenant et sur son munitionnaire, encore convalescens, lorsqu'ils allèrent lui faire visite chez elle ; car, dès qu'ils furent assis dans sa maison, elle ordonna à quatre jeunes filles de les déshabiller et de frotter doucement et successivement avec les mains, toute la surface de leur peau : ce qu'elles firent pendant une demi-heure, et les rhabillèrent ensuite. Ces voyageurs avouent s'être parfaitement bien trouvés de cette opération.

Ceux qui ont suivi l'empereur Napoléon en Egypte, rapportent que cette méthode existait aussi chez ce peuple, et qu'elle était mise en usage à la sortie du bain ; on lui a donné le nom de *massement* ; et on l'emploie sur celui qu'on veut *masser*, en frottant successivement toute l'habitude du corps, et particulièrement les articulations, avec une poignée de laine douce, ou de telle autre étoffe analogue, pendant un certain temps déterminé. D'après cet exposé, je pense que cette opération, qui me paraît fort salutaire, pourrait

trop grand relâchement, qu'il serait aisé de prévenir, en suivant la méthode des anciens, je veux dire celle de se faire oindre d'huile

bien être mise en usage sur ceux qui sortent du bain ou de la douche de nos eaux thermales. On établirait des personnes de chaque sexe pour faire ces frictions, comme il y en a pour doucher ; je suis même certain que ces frictions auraient beaucoup plus d'effet que celles qui se font, à la chute de l'eau, dans la douche, d'autant plus que la main serait alors munie d'une substance quelconque d'un tissu léger et doux, et que ces frictions sèches, s'exécutant au lit, trouveraient déjà le corps tout préparé, et très-disposé à obtenir des succès heureux.

Cette nouvelle méthode contribuerait certainement à concourir et à augmenter les bons effets des bains et de la douche ; l'association de ces frictions faites de la manière qu'on vient de l'exposer, donnerait un degré d'énergie à la vertu des eaux pour la guérison de plusieurs affections, telles que douleurs de rhumatisme, et même les goutteuses, pourvu que ces dernières ne fussent pas très-anciennes; celles qui sont causées par des entorses, luxations, fractures et enkiloses : l'art de masser pourrait encore être très-efficace dans la stérilité, dans les engorgemens, les obstructions quelconques, et dans plusieurs autres circonstances de même nature. Au reste, ce serait encore ici aux personnes de l'art à juger des cas où cette pratique, aussi aisée à exécuter que facile à concevoir quant à son action, devrait être suivie ; ce serait, dis-je, à eux d'en conseiller l'usage, d'autant mieux qu'elle ne présente aucun danger à craindre, mais au contraire rien que de bon à espérer.

tout le corps, avant d'entrer au bain; mais
alors les parties huileuses qui formeraient
une espèce de couche sur toute la surface de la
peau, pourraient peut-être aussi s'opposer
à la pénétration des parties minérales, qui,
dans ce cas, seraient à peu près nulles
quant à leurs vertus. Il serait plus à propos
d'user de cette précaution en sortant du
bain, s'il survenait une transpiration trop
abondante, qui tendrait alors à épuiser le
malade. Les bains tièdes sont les seuls dont
on puisse continuer l'usage pendant quelque
temps; ils ont la merveilleuse propriété de
favoriser l'effet des remèdes, et de modérer
ceux qui seraient trop actifs. L'usage des bains
chauds ne doit au contraire être permis que
très-rarement, et avec beaucoup de prudence;
on doit soigneusement examiner la cause de
la maladie, avant de les conseiller, parce que
cette espèce de bain, en augmentant de
beaucoup la chaleur, donne encore aux solides
une tension considérable, les dessèche, et
accélère infiniment les mouvemens du pouls.
On pourrait, afin de diminuer ces effets,
faire passer tout de suite le malade dans un

bain tiède, qui le calmerait sur-le-champ. En général, on doit interrompre les bains quelconques, si, pendant leur usage, on perd les forces, le sommeil, ou l'appétit (1).

Si jamais quelques malades se décidaient, d'après l'avis de leur médecin, à se baigner dans les bassins même des sources, ils devront sur-tout éviter l'ardeur du soleil, s'envelopper dans un drap chaud en sortant de l'eau, et être transportés chez eux assez couverts pour n'être pas saisis par l'air extérieur dans le transport (2); au reste, ils suivront à peu près les mêmes règles que pour les bains pris dans la maison.

Les bains de vapeurs qui manquent aux eaux d'Aix, pourraient bien facilement et assez promptement être établis : ce qu'on a prétendu y construire sous cette dénomination, et ce qui en reste aujourd'hui, ressemble plus à un pigeonnier qu'à un bain de vapeurs, et ne peut être d'aucune utilité, tandis qu'il est

(1) Atque hîc quoque habenda virium ratio est. Corn. Celsus, cap. 17. de sudore.

(2) Curiosèque vestimentis involvendus, ut ne ad eum frigus aspiret. Corn. Celsus ibid.

reconnu que ces sortes de bains sont de puissans moyens qu'emploie la médecine avec de grands succès dans la guérison de plusieurs maladies. J'en proposai la construction en 1775, dans le comité où l'on m'appela lorsqu'il fut question de réparer les bains, tels qu'on les voit aujourd'hui ; mais, quoique j'en fisse sentir l'importance alors, et que les autres personnes de l'art, membres du même comité, en convinssent aussi, on m'opposa le trop de dépense pour cette addition au plan qui était proposé, et la construction n'en eut pas lieu. Le docteur Bonvoisin, dans son analyse, est également de l'avis d'un pareil établissement, pour lequel pas un seul homme de l'art ne saurait penser différemment. On peut même juger du cas que les Romains faisaient des bains de vapeurs, par les beaux restes qu'en a découverts M. le chirurgien Perrier, et qui sont encore existans dans sa maison à Aix. Si jamais le Gouvernement se déterminait pour la construction d'un semblable établissement, il faudrait que les règles de l'architecture s'accordassent avec les principes de la mé-

decine, pour tâcher d'en obtenir le résultat le
plus salutaire; les avantages qu'en retirerait cette
dernière, doubleraient tous ceux que procurent aujourd'hui ces eaux, d'autant mieux
encore que les malades qui seraient dans le
cas d'user de ces bains, n'auraient d'autres
précautions à prendre que celles que l'on
observe pour des bains ordinaires, quoique leurs effets en fussent bien différens.

Ce qu'on appelle à Aix le *bouillon*, est
encore une autre espèce de bain à laquelle
on a communément et avec raison beaucoup
de confiance: cependant, si on veut l'apprécier au juste, on peut comparer son mérite
à celui d'une légère douche, ou à un bain
de pieds dont les eaux ont un certain mouvement; il peut être salutaire dans quelques
maux qui attaquent les extrêmités inférieures, et servir de remède préparatoire; mais
il exige peu de soins de la part du malade:
il suffit de bien sécher la partie et de là
tenir plus chaudement.

Les boues ou le sédiment des eaux peuvent
aussi être employés en fomentations sur les
différentes parties affectées, comme l'on usé

de celles d'Acqui en Piémont; on les renou-
velle, ou on les humecte de nouveau avec
les mêmes eaux, à mesure qu'elles se des-
sèchent. Ce topique peut servir de préparatif
à la douche, et devenir une espèce de bain
presque continuel, qu'il est aisé de prolonger
à la maison, jusqu'au moment où la partie
même devrait être soumise à la douche. Ces
boues imprégnées de soufre, de fer et de
détritus de plusieurs substances, seront un
remède tout à la fois fondant et tonique,
qui conviendrait dans les engorgemens du
tissu cellulaire des jambes et des pieds,
lorsqu'ils proviennent d'épaississement des
fluides, et d'atonie dans les solides.

Cependant on doit observer que si l'on
use du *bouillon* ou des boues, comme topique, contre des enflures, des gonflemens,
ou contre quelques maladies cutanées qui
reconnaissent pour cause une humeur quelconque, ou même si l'enflure était la suite
d'une fracture, d'une luxation, d'une contusion, d'un coup ou d'une chute, et que ces
maux vinssent à diminuer ou à disparaître
totalement après l'usage du bouillon ou l'ap-

plication des boues, il est essentiel alors de se purger une ou deux fois, pour expulser du corps l'humeur qui produisait ces diffé-rens maux, et en empêcher le transport sur les organes intérieurs, qui, dans des cas semblables, déterminerait une maladie sans contredit plus grave que celle que l'on aurait cherché à détruire.

OBSERVATION.

Un curé, des environs de la ville, avait les extrémités inférieures, œdemateuses, dont la cause était une humeur rhumatismale an-cienne, contre laquelle il n'avait jamais fait que des remèdes insignifians, conseillés par des commères. Agé de près de 70 ans, sa démarche étant devenue difficile, autant par son âge que par l'augmentation de l'enflure, il se décida à venir consulter : je fus celui à qui il s'adressa. L'exposé de sa maladie et le long-temps dont il en était affecté, me firent juger que la douche des eaux d'Aix lui serait salutaire, en la prenant sur les parties enflées ; mais, avant de passer à la

douche, je lui conseillai de s'y préparer en
mettant une fois par jour les deux jambes
jusqu'aux genoux dans le bouillon, pendant
une demi-heure chaque fois; et que si, au
bout de deux ou trois fois de l'usage du
bouillon, ses jambes désenflaient, il devait
se purger aussitôt, une fois ou deux, avant
de prendre la douche. En effet, le malade
éprouva d'abord un grand soulagement du
premier bouillon, l'enflure ayant sensiblement
diminué; et mon curé, craignant la dépense,
quoique riche, calcula qu'il serait bien plutôt
guéri si, au lieu d'une demi-heure de bouillon et d'une seule fois par jour, il y allait
deux fois dans le jour, et de plus d'une
heure par fois. Son erreur faillit lui coûter
la vie; car ses jambes, au bout de deux jours
de son calcul, étant presque revenues à
leur état naturel, et le malade ne jugeant
pas la purgation nécessaire, se disposait, le
troisième jour, de retourner au bouillon et
de partir le lendemain pour rentrer chez
lui, lorsque, tout-à-coup, il fut saisi d'une
fièvre très-forte, avec transport au cerveau
et un délire des plus violens: je fus aussitôt

appelé ; je partis en poste, et je le trouvai
dans cet état en arrivant à Aix. Des lavemens et des vésicatoires rappelèrent aux
jambes l'humeur qui s'était portée à la tête;
mais il essuya une fièvre putride très-longue,
qui, avec la convalescence, le retint à Aix
pendant près de deux mois, et lui fit laisser
aux eaux plus de pistoles qu'il ne comptait en
dépenser.

De la Douche.

La douche est, pour ainsi dire, un bain
local : elle consiste à faire tomber, avec un
degré de force plus ou moins grand, la colonne d'un liquide quelconque, par le moyen
d'un tuyau de fer-blanc ou d'autre matière,
sur une partie nue, saine ou affectée de
quelque maladie. On frotte plus ou moins
légèrement cette partie avec la paume de la
main, à mesure que l'eau, dans sa chute,
frappe cette partie. La simultanéité de ces
deux actions dans la douche, contribue
beaucoup à son efficacité; mais, dans quelques maladies, et chez quelques malades délicats ou d'une constitution nerveuse et très-
irritable

irritable, on emploie seulement la chuté de l'eau, sans friction. Il y a même des cas où l'on est obligé de se servir de trois doucheurs ou doucheuses, quoique plus communément deux soient suffisans.

La douche a plus ou moins d'action, suivant la hauteur d'où tombe l'eau sur le corps, suivant le diamètre du bout du tuyau par où elle sort, suivant le volume d'eau et suivant sa durée. Il est bon d'observer que la chaleur et le volume des eaux d'une douche donnée seulement pendant 8 à 10 minutes, ont produit des maux graves dans certains cas, des effets salutaires dans d'autres ; et qu'on doit cependant regarder comme forte une douche pareille. Le doct. Bonvoisin propose, dans son analyse, d'associer des conduits d'eau douce à ceux des eaux de soufre, pour en tempérer la chaleur à volonté. Cette idée heureuse et très-conforme à la saine pratique, fournirait en effet un secours de plus à ces eaux dans plusieurs circonstances.

J'avais aussi proposé, dans ma première édition, de se servir de tuyaux de différens

calibres pour la douche, afin de pouvoir remplir les indications qui se présentent au médecin
dans différentes maladies; j'avais même indiqué des douches d'aspersion, qui auraient
offert le même effet que celui que l'on
voit résulter d'un arrosoir de jardin, et dont
on aurait retiré d'heureux succès. Cette espèce de douche, que je crois excellente,
serait très-salutaire dans certains cas où il
ne faut pas une percussion bien forte, comme,
par exemple, dans des rhumatismes légers
ou récens, ou contre des douleurs qui oc-
cuperaient une certaine étendue de la surface
du corps, et dont le siège ne serait pas bien
profond, ou seulement dans le tissu cellulaire; mais une vieille et impardonnable
routine a toujours résisté à tout ce qui lui
était étranger, et subsisté dans l'administration de ces eaux, jusqu'au moment où le
bon esprit et les louables intentions de M.
le docteur Desmaisons, aujourd'hui directeur
principal de ces eaux, ont fait disparaître
cette gothique servitude, qui nuisait autant
à leur célébrité qu'à leurs propriétés particulières. Je ne doute pas non plus que son

zèle et son humanité ne le fassent mouvoir
auprès du Gouvernement, pour lui proposer,
en premier lieu, l'établissement d'un bain de
vapeurs, autre que celui qui existe, et qui,
pour l'honneur du Mont - Blanc et de la
médecine, ne devrait pas porter un semblable
nom ; et en second lieu, celui de procurer
aux malades des moyens commodes de prendre
la douche aux eaux d'alun ; car on voit, à
regret, que cette source a, pour ainsi dire,
été oubliée, et on ne saurait comprendre
comment on n'a même jamais eu l'idée d'y
établir un local destiné à cet objet, qui
serait aussi d'une nécessité des plus ur-
gentes. On pourrait même encore, à mon
avis, malgré l'incommodité de l'emplacement
actuel de la source d'alun, y doucher les
malades atteints de certaines affections que
les médecins jugeraient être du domaine de
cette eau, en attendant qu'un établissement
en règle fût construit et dirigé à cette fin.
Il ne s'agirait, suivant moi, que de placer
provisoirement un grand rideau à l'entrée
de l'arcade de la voûte où jaillissent ces
eaux, pour garantir le malade de l'impression

de l'air extérieur, le soustraire en même
temps, par décence, aux regards du public,
d'établir sur les côtés une estrade en bois
où seraient placés les doucheurs, et un ta-
bouret dans le milieu pour le malade que
l'on doucherait avec les mêmes cornets qui
servent à la douche ordinaïre. Les hommes
et les femmes employés à ce service pourraient encore être les mêmes; les moyens
ne seraient pas très-multipliés, et cette légère
innovation, qui ne présente rien d'extraordinaire, n'entraînerait pas une bien grande
dépense pour l'établir, et je suis assuré
qu'aucun des malades qui seraient dans le cas
de faire usage de ces douches, ne lésinerait
pour y contribuer. D'ailleurs, il est certain
que la douche des eaux d'alun aurait infiniment plus d'efficacité contre certaines affections dans lesquelles la douche des eaux de
soufre serait totalement contraire. Je pense
même que ce serait une très-bonne méthode
à suivre, que de terminer, par quelques
douches aux eaux d'alun, le nombre que
l'on aurait déterminé de prendre à celles de
soufre. Enfin la douche de ces eaux sera

toujours infiniment préférable, et devra être
considérée comme la seule convenable, lorsqu'il s'agira de maladies locales qui affectent
les extrémités supérieures ou inférieures,
telles que des œdèmes et autres du même
genre. Les eaux d'alun sont d'ailleurs douées,
plus que celles de soufre, de la propriété
de fortifier les parties qu'elles frappent, à
raison du fer, d'un acide vitriolique libre
que l'on n'a pas découvert dans l'analyse des
eaux de soufre; et de ce qu'elles contiennent aussi une plus grande quantité de substances calcaires que ces dernières. Toutes ces
substances minérales sont en effet propres
à donner du ton et à ramener la force aux
parties qui les auraient perdus par quelques
causes étrangères.

Quoique ce soit le plus communément à
l'action de la douche des eaux thermales,
que dans tous les lieux on soumette les malades,
l'eau commune seule pourrait cependant être
employée de cette manière, et il ne faudrait
pas croire qu'elle fût sans vertu, sur-tout si
elle tombait de fort haut et en assez grande

quantité (1). On ne prend la douche à Aix qu'aux eaux de soufre, et c'est certainement, de tous les moyens curatifs qu'on y emploie, celui qui a le plus de vertu et d'efficacité; cependant on en abuse souvent, et on s'y livre avec une espèce d'indifférence inexcusable, puisque ce remède exige d'autant plus de soins et de ménagemens, qu'on ne peut pas le mettre au nombre de ceux qui ne font ni bien ni mal; la situation dans laquelle se trouve le malade, après en avoir usé, prouve suffisamment à quel point est augmenté le mouvement des humeurs : il peut donc en résulter un changement très-salutaire ou très-nuisible pour celui qui se fait doucher imprudemment ou sans nécessité.

La douche se prend communément le matin à jeun ; et si le cas exigeait de la prendre deux fois par jour, ce serait le soir, un peu avant le coucher du soleil, que la seconde se prendrait, et lorsque la digestion

_____

(1) Il serait même possible de donner des douches sèches, dans certains cas, avec un courant d'air froid ou chaud, par le moyen d'un soufflet, dont le bout serait dirigé sur la partie affectée.

serait à peu près faite. Le malade doit être
vêtu d'une manière aisée à pouvoir s'habiller
et se déshabiller promptement. La partie
qui est particulièrement soumise à la douche
étant nue , c'est sur elle que le doucheur
dirige le tuyau, en le promenant çà et là,
pour que la colonne d'eau puisse frapper et
pénétrer également par - tout : pendant ce
temps un autre doucheur (ils sont presque
toujours trois, il peut même y en avoir davantage) fait de légères frictions avec la
main sur la partie douchée. Au moyen de
ce tuyau, la douche peut se donner en tout
sens , en le conduisant successivement sur
toutes les parties du corps. La durée de la
douche est ordinairement de 8 à 10 minutes;
il est même rare qu'elle outre-passe le quart-
d'heure : ce serait une grande erreur de penser que plus la douche est longue ou forte
plus elle sera salutaire; elle doit être, comme
tous les autres remèdes, proportionnée à la
maladie, et au tempérament du malade. Cependant on pourrait encore prolonger la durée de la douche et augmenter sa force ,
selon les cas, et sur - tout si le sujet était

robuste. Lorsque la douche se donne sur toute l'habitude du corps, on doit la considérer comme un puissant sudorifique, et sous ce rapport il importe d'y avoir égard, parce qu'il y a certainement une grande différence entre l'effet d'une douche générale et celui d'une douche partielle.

J'ai déjà fait observer ci-devant des défauts sur la manière de donner la douche, qui consistent dans la forme des tuyaux ou cornets ; de manière que, si cette forme est toujours la même, la douche sera aussi toujours la même, et ne pourra jamais être plus ou moins forte une fois que l'autre. Pour autoriser cette pratique vicieuse, il faudrait que tous les malades qui se font doucher, fussent affectés des mêmes maux, puisqu'on leur appliquerait à peu près le même remède pour tous les cas. Il est donc nécessaire d'employer différens tuyaux dont la longueur et sur-tout l'ouverture du bout inférieur soient différens, afin de pouvoir augmenter ou diminuer à volonté la force, l'étendue et l'énergie de la douche, puisque, selon les lois de l'hydraulique, plus la colonne d'eau sera ramassée et pressée de sortir par une petite ouverture, plus elle sera accélérée dans sa vîtesse, dans sa rapidité, et frappant alors des coups plus vifs et plus énergiques, il en résultera des effets analogues. Si cette colonne ne sort du cornet qu'avec une sorte de lenteur, si son diamètre est d'une certaine largeur, et s'il n'est pas en même temps bien long, il ne portera, dans ce cas, que des secousses légères et douces, qui ne peuvent convenir que dans certaines circonstances.

Deux conditions contribueront encore à l'action et à l'efficacité de la douche : c'est lorsque le volume d'eau sera tout à la fois abondant et qu'il tombera de très-haut; le choc devra nécessairement alors être plus violent, et donner une secousse proportionnée aux parties qui la recevront.

J'ai souvent eu occasion de remarquer les différentes manœuvres employées dans la douche, et voici ce que j'ai observé: lorsqu'un malade était dans le cas de se faire doucher les hanches ou les extrémités inférieures, cette moitié du corps du malade, totalement plongée dans l'eau, parce qu'il est

assis au-dessous de son niveau, ne peut recevoir l'impulsion immédiate de la douche;
dans cette situation, la colonne sortant du
tuyau, ne frappe que la surface de l'eau, et
n'atteint jamais la partie affectée, ou ne fait
que l'effleurer en passant; la douche alors
devient absolument nulle et illusoire pour
le malade, tandis qu'une ou deux douches,
données sur les parties entièrement hors de
l'eau, produiraient plus d'effet que plusieurs de
celles données d'une manière aussi défectueuse,
que l'on peut parfaitement rectifier, en éle-
vant le malade à une hauteur telle qu'il
puisse recevoir la douche indifféremment et
à volonté sur chaque partie de son corps.

On prend ordinairement une douche par
jour, et l'on continue ainsi jusqu'à ce que le
nombre fixé par l'homme de l'art soit complet, à moins qu'il ne survienne quelque
empêchement. Il est très-rare qu'on en prenne
deux dans le même jour, quoique cependant
il y ait des cas qui l'exigent. Le nombre
des douches étant donc relatif à la cause du
mal, à sa force et à son ancienneté, il est
par conséquent difficile de le déterminer avec

précision. Il y a des malades qui l'ont porté jusqu'à vingt ou vingt-cinq; mais je n'ai jamais observé qu'on les ait prises alors consécutivement, et je pense qu'il est téméraire et dangereux d'aller plus loin sans nécessité et sans répit. La douche doit être interrompue si les règles chez les femmes, et les hémorroïdes chez les hommes, ou une hémorragie quelconque survenaient pendant son usage. Trois à quatre bains sont une des meilleures préparations avant de passer à la douche, sur-tout si elle doit être générale; ils ouvrent les pores de la peau, en nettoient la surface, et la disposent à en recevoir une impression salutaire.

Lorsque la douche est terminée, les doucheurs enveloppent le malade de manière à ce que l'air extérieur ne puisse lui être nuisible, et que la sueur excitée par l'action des eaux, ne soit interceptée. On le porte chez lui et on le couche dans un lit modérément chauffé, afin de maintenir cette transpiration que l'on cherchait par l'effet de la douche. Si le malade doit user de quelque remède, ou prendre quelque nourriture, il doit le faire une demi-heure après qu'il est rentré, après avoir changé de linge et que la sueur est presque dissipée. La nourriture que l'on donne au malade à son retour de la douche, doit être restaurante, mais en petite quantité (1). En général, les précautions à prendre lorsqu'on est dans le cas d'user de la douche, doivent être relatives au genre de la maladie, au sexe et à la constitution du malade.

La douche doit être proportionnée, quant à sa force et à sa durée; et l'une et l'autre doivent l'être à la nature et au degré d'intensité de la maladie. Il peut se faire que le malade, par une cause quelconque, tombe en défaillance en prenant la douche : je n'ai pas besoin d'avertir que le moyen le plus prompt et le plus prudent est alors de la suspendre, de sortir le malade du cabinet où il se fait doucher, et de lui faire respirer du vinaigre, ou quelqu'autre liqueur spiritueuse, dont il

_____

(1) Plenus stomachus cœteras functiones quasque imminuit; naturâ in id unum quasi intentâ, ut concoquat. *Voyez le Comment. de M.ʳ Lorry, Doct. de Paris, sur la Médecine Statique de Sanctorius, pag.* 193.

est à propos d'être toujours muni. Mais , si ces syncopes revenaient à chaque douche , il faut examiner quel en peut être le motif, et s'il ne serait pas nécessaire de donner une purgation, cet effet ayant souvent sa cause dans des saburres amassées dans les premiè-res voies ; et si le purgatif ne faisait pas cesser ce symptôme, on devrait absolument y renoncer: c'est alors une preuve que le malade n'est pas en état de soutenir ce re-mède, ou qu'il existe quelque cause cachée qui rendrait son effet pernicieux.

Il est des circonstances où il ne convient pas de prendre la douche tous les jours, sur-tout si le malade est d'une constitution délicate, si elle diminue les forces jusqu'à un certain degré, ou si elle donne du dégoût ou de l'inappétence: on peut alors mettre un jour ou deux d'intervalle entre chaque douche; et si, même en suivant cette mé-thode, tous ces différens symptômes ne dis-paraissaient pas, ce serait encore un indice assuré qu'elle est nuisible, et que le malade doit recourir à d'autres moyens.

Telles sont les différentes manières d'user

des eaux thermales d'Aix , c'est-à-dire en
boissons , bains , bouillons et douches. Mais
qu'on les prenne extérieurement ou intérieurement, elles exigent toujours un régime de vivre particulier , et sur-tout approprié à la nature de la maladie : régime qui
est très-négligé, parce qu'on ne le croit pas
assez essentiel, quoique cependant il soit la
base du rétablissement de la santé, du succès des eaux, et conduise à une guérison
complète.

Il existe à Aix un abus qui peut être
suivi de fâcheuses conséquences : il consiste
en ce que chacun a la fausse vanité de vouloir donner des conseils aux différens malades , sur la manière de se conduire , soit
pour prendre les eaux, soit pour le régime
de vivre. N'écoutez pas les médecins , leur
dit-on avec un air d'assurance , ils ne connaissent pas les eaux comme nous qui sommes de l'endroit, et autres semblables propos,
en sorte que, d'après leurs avis, tantôt le
malade boit de l'une ou de l'autre source,
tandis que souvent il ne devrait boire ni de
l'une ni de l'autre, ou qu'il le devrait de l'une

plutôt que de l'autre ; tantôt ils les font
entrer dans un bain trop chaud, quand il
ne faudrait le prendre que tiède; il en est
de même pour la douche, quant à sa force
ou à sa durée, lorsque souvent le malade ne
serait du tout point dans le cas de la prendre ; mais si l'on suit un peu ces médicas-
tres, il est facile de s'appercevoir qu'ils n'ont
qu'une seule et même recette pour tous, et
que ce sont des machines à routine et rien
de plus, dont il faut se garder, comme d'un
conseil très-dangereux, où le conseiller n'a
aucun égard pour l'âge, pour le sexe, pour
la différence des tempérammens et autres
semblables. Ces faux avis paraissant peu
conséquens à ceux qui ne connaissent pas les
lois de l'économie animale, ne sont pas moins
suivis, et influent, plus qu'on ne pense, sur
la guérison de la plupart des malades qui
s'abandonnent aveuglément à ces suggestions
hazardeuses et contraires au bon ordre.

CHAPITRE III.

Du Régime de vivre à observer pendant l'usage des eaux thermales d'Aix.

Ce que les médecins entendent par *ré-gime de vivre*, *ratio vivendi*, est une conduite sage et prudente dans l'usage de tout ce qui est nécessaire en général à l'entretien de la vie, et dont l'abus quelconque trouble, dérange l'équilibre de l'économie animale, et conséquemment altère la santé : il suit évidemment de là que le régime de celui qui est bien portant, n'est pas et ne peut être le même de celui qui est malade. L'homme qui se porte bien peut même s'écarter, jusqu'à un certain point, de cette conduite, sans que sa santé paraisse sensiblement affectée ; mais il est physiquement impossible que l'homme malade puisse s'abandonner à quelque fantaisie, ou perdre de vue le régime qu'il doit suivre, sans en éprouver des effets qui aggraveront son état.

L'amour de la santé est, pour ainsi dire, un instinct naturel qui nous force et nous détermine

détermine à la conserver, lorsque nous en
jouissons ; mais ce même amour, lorsqu'elle
est dérangée, nous contraint aussi à chercher
à la réparer, et à nous préserver de ce qui
peut y donner une plus grande atteinte,
comme d'éviter ce que l'expérience nous aurait
prouvé lui avoir été nuisible ; et lorsque
cette santé, le premier et le plus grand de
tous les biens, est malheureusement perdue,
il est encore plus pressant de mettre à exécution ce qui peut le plus promptement
conduire à son entier rétablissement. Les lois
de cette branche de la médecine qui s'appelle
hygiène, sont les guides qu'il faut consulter
et suivre pour la conserver et la garantir de
toute attaque : ces lois sont puisées dans la
nature, fondées sur l'expérience, et beaucoup
plus étendues qu'on ne le pense communément ; par conséquent il ne peut en être
question ici, puisqu'on n'écrit que pour des
malades, ou tout au moins pour des constitutions faibles, délabrées, qui demandent
réellement l'usage de quelques remèdes, chez
qui les fonctions de la santé ne s'exécutent
pas complètement, suivant l'ordre naturel,

et que les seules lois hygièniques ne pourraient rétablir (1).

On a dit que le régime de vivre de l'homme bien portant ne peut pas être celui de l'homme malade ; il faut encore ajouter que le régime de tel malade , ne peut non plus être celui de tel autre. Celui des femmes n'est pas celui des hommes, et ce même régime doit encore être différent pour l'individu âgé, et pour l'adulte ; enfin, on doit aussi avoir égard à la profession que l'on exerce, et aux habitudes contractées.

Quelles sont en général les causes les plus fréquentes de nos maladies ? c'est d'abord l'air dont nous sommes entourés et que nous respirons : il est souvent l'agent le plus commun de nos maux, et le véhicule dans lequel flottent des parties invisibles , émanées de tous les corps de la nature. Heureux le tempérament qui peut résister à ses effets per-

_____

(1) Nec semper in malorum curationibus ægri stomachus syrupis atque conservis satiandus est, et implendus; regularis enim vivendi modus , debitusque sex rerum non naturalium usus et ordo , citiùs multò morbum sæpè sanant , quàm pharmacopolarum centeni pulveres. Bagliv. de fibr. motr. specim. lib. 1. cap. 12.

nicieux! et si quelquefois il produit de fâcheuses impressions sur les corps sains, combien n'en produira-t-il pas de plus énergiques
sur ceux qui sont malades ; et de combien
de précautions ceux-ci ne doivent - ils pas
user, pour éviter celles qui peuvent augmenter leurs maux ? Les alimens solides et
liquides dont nous faisons notre nourriture,
et dont nous abusons le plus souvent, soit
dans la qualité, soit dans la quantité ; le
mouvement et le repos excessifs, ou pris à
contre-temps ; la veille ou le sommeil trop
prolongés ; les excrétions, c'est-à-dire, l'expulsion générale de toutes les parties qui ont
été détruites ensuite de la digestion, et qui
étant étrangères au corps, ne pouvant servir
à son entretien, doivent nécessairement être
rejetées en quantité convenable, et avec les
qualités qui leur sont propres : telles sont les
matières fécales, les urines, l'insensible transpiration, etc. Enfin les affections de l'ame,
matière importante, sans doute, et cause, sinon
la plus commune du dérangement de la
santé, du moins celle dont l'influence y a la
plus grande part, et qui agit avec le plus

d'énergie. Sous le terme d'affections de l'ame, il faut comprendre toutes les passions, soit les plus douces, soit les véhémentes. Certainement il n'est pas douteux que les lois de l'hygiène ne puissent prévenir le développement des passions fougueuses ou cruelles, et s'opposer à leur action, comme elles préviennent les maladies contagieuses.

De l'air.

L'expérience confirme tous les jours que certaines constitutions de l'air affectent plus particulièrement les personnes atteintes de maladies nerveuses, de douleurs rhumatismales, de luxations, de fractures, de contusions et d'autres semblables : si les variations de l'atmosphère sont sur - tout soudaines et se succèdent, l'effet immédiat en est aussi plus sensible. La chaleur, le froid, la sécheresse et l'humidité de l'air sont, parmi ses différentes qualités, celles qui causent les plus fréquens changemens dans le corps humain; c'est donc une raison de plus pour y avoir égard pendant qu'on usera des eaux. Il est en outre très-prudent de se garantir de l'air trop chaud, comme de celui qui est trop frais : de l'action du premier, il s'ensuivrait l'abattement et la faiblesse qu'amènent déjà souvent les douches et les bains, outre qu'il deviendrait encore nuisible aux poumons de ceux qui auraient la poitrine faible, délicate, ou attaquée d'un vice quelconque.

Il est aisé de déduire quels seraient les effets de l'air trop frais, par ce qu'on vient de dire de l'air chaud ; il n'est pas même besoin de faire observer que l'air froid est beaucoup plus dangereux pendant l'usage des bains et des douches que le chaud ; il en résulterait sans doute des maux plus sérieux que ceux que l'on cherchait à détruire.

L'humidité de l'air est encore une de ses qualités que l'on doit soigneusement éviter dans ces mêmes cas (1) ; elle cause le relâchement et l'atonie dans les fibres animales; elle serait très-pernicieuse à ceux qui useraient des eaux pour des tremblemens, des paralysies et autres maux provenant d'atonie dans le système nerveux, ainsi qu'à ceux chez qui

_____

(1) Aer plus justo humidus, aut ventosus moratur perspiratum. *Sanctorius* sect. 2. aphorism. 60.

la lymphe, par son épaississement, circule lentement et se trouve alors disposée à former des engorgemens dans les différens viscères.

L'air sec produit des effets contraires à ceux de l'air humide : il influe beaucoup sur le diamètre des vaisseaux qui sont à la surface de la peau ; cependant cet air sec n'est pas dangereux, comme quelques uns de ceux qui régnent dans certaines parties du globe (1).

Nous sommes heureusement placés dans un climat où nous n'avons pas à redouter de semblables effets ; car l'air que l'on respire à Aix est en général très-sain (2) ; les va-

(1) Tels sont ces vents terribles, et souvent mortels, qui soufflent quelquefois dans l'Arabie-Pétrée, et dans l'Irac-Arabi le long du Golfe Persique, depuis le 15 de juin jusqu'au 15 d'août : ce vent, auquel on donne le nom de *Samyel*, tue sur le champ ceux qui sont exposés à son action ; mais il n'opère son effet qu'à une certaine élévation au-dessus de la surface de la terre, de là vient que les voyageurs se couchent promptement la face contre la poussière, tenant à la main la bride de leurs chevaux, qui, par un instinct naturel, baissent la tête entre leurs jambes jusqu'à terre. *Hist. Nat. de l'Air par M.*r *l'Abbé Richard*, T. 1.

(2) La peste régnant à Chambéry en 1564, le sénat et la chambre des comptes quittèrent cette ville au

peurs sulfureuses que fournissent sans cesse
les eaux, le rendent sur-tout salutaire à ceux
qui sont affectés de la poitrine : on voit même
rarement les habitans du lieu, parvenant
d'ailleurs à un âge très-avancé, être sujets
aux maladies de cette partie.

Ceux qui viennent aux eaux d'Aix doivent
choisir de préférence, autant qu'il sera possible, des chambres vastes, sans être cependant froides, et situées de manière à ce que
l'air puisse y être aisément renouvelé pour
en chasser sur-tout les vapeurs animales assez
abondantes provenant de la sueur excitée par
les bains et les douches, ou par toute autre
cause malfaisante. Lorsqu'on a pris les bains
ou la douche, il serait dangereux de s'exposer d'abord à l'air extérieur, s'il était trop
chaud ou trop frais, ou que le temps fût
pluvieux, à moins d'être alors un peu plus
chaudement vêtu : un intervalle à peu près
d'une heure peut suffire avant de sortir de
la chambre. On doit encore soigneu-

<hr/>

commencement de novembre pour aller tenir leurs séances à Aix, à cause de la salubrité de l'air, où ils
demeurèrent jusqu'à la fin du mois.

sement éviter les vents qui viennent du côté du lac et qui balayent sa surface ; on doit d'autant plus les éviter, qu'ils sont alors chargés de vapeurs froides et humides. Il est donc plus prudent de choisir sa promenade du côté de Chambéry que du côté de Ge-nève, parce que les vents de sud et de sud-est, qui régnent le plus souvent de ce côté, et qui passent à travers les collines, sur des terres cultivées et sur des prairies, donnent à l'air des qualités beaucoup moins nuisibles, et bien plus analogues à l'effet des eaux (1).

Ainsi les précautions à prendre pendant l'usage des eaux, relativement aux différentes qualités de l'air et à leurs effets, sont d'une importance plus grande qu'on ne croit : c'est par cette raison que j'ai pensé qu'il était nécessaire d'entrer dans ces détails ; l'air est d'ailleurs un agent qui, dans ces circonstan-ces, entoure et pénètre des corps dont le tissu, presque toujours abreuvé d'humidité par les bains ou par la douche, se trouve

(1) Nam ferè ventus ubique à mediterraneis regionibus veniens salubris : à mari gravis est. Corn. Celsus, cap. 1, lib 2.

dans un état bien différent de ce qu'il serait dans tout autre temps. Aussi une certaine qualité de l'air qui pourrait convenir dans telle période de la vie, ne conviendrait du tout point dans telle autre.

Des alimens solides et liquides.

Les substances qui servent à notre nourriture sont aussi une cause de la plupart des maux dont nous sommes le plus communément attaqués. On connaît ces substances sous le nom d'*alimens*, et on comprend ordinairement, par cette dénomination, les alimens solides et les liquides : les premiers ont besoin d'être broyés par la mastication; et les autres n'exigent aucune préparation dans la bouche pour être avalés. C'est de la quantité, comme de la qualité des uns et des autres, que dépend l'intégrité de toutes les fonctions du corps humain; et si l'expérience a prouvé que leur choix et leur proportion sont nécessaires dans l'état de santé, la nécessité en devient encore plus pressante dans l'état de maladie. L'action même de la vie détruirait absolument notre corps, si la nature, sage et prévoyante, en nous offrant des alimens solides et liquides pour réparer les pertes continuelles que cause cette action, ne nous avait d'abord imprimé ce besoin par la sensation qui se fait appercevoir intérieurement avant tout, et à laquelle on a donné le nom d'*appétit* qui, poussé à un plus haut point, prend celui de *faim* ou de *soif*, selon les circonstances ; et si le corps se trouve affecté par un désordre quelconque, cette même nature offre encore alors des alimens propres à cet état, et seuls capables de le rétablir : de là il doit s'ensuivre que les corps malades ne doivent pas se nourrir de la même manière que ceux qui sont en santé, parce que les alimens salutaires aux uns deviendraient nuisibles aux autres.

Quoique quelques-uns de ceux qui viennent aux eaux, ne se regardent pas comme malades, il est cependant vrai de dire que s'il n'y avait pas un dérangement dans leur santé, ils n'y viendraient pas ; ainsi, le régime que l'on indique ici, quant aux alimens solides et liquides, regardant principalement les premiers, les autres le suivront, si bon leur semble. Au reste, il faut avoir la franchise d'avouer que ceux qui usent maintenant des eaux, paraissent exiger d'être nourris avec trop de recherches : le régime qu'on y suit n'est point celui qu'on observait autrefois ; il en est totalement éloigné : ce sont maintenant presque des repas de noces, et non des tables servies pour des malades. Les habitans d'Aix, jaloux de bien traiter ceux qu'ils reçoivent, les ont écartés de la bonne route, et nuisent par là infiniment à leurs intérêts : aussi, depuis 40 ans que je fréquente ces eaux autant précieuses que salutaires, j'ai observé avec déplaisir qu'elles avaient, par cet écart dans le régime, moins d'efficacité aujourd'hui qu'autrefois contre plusieurs maladies. Jadis le régime de ceux qui venaient à Aix pour y recouvrer la santé, était, au dîner, une soupe quelconque au bouillon de viande, un morceau de bœuf ou une poule bouillis, du veau ou de la volaille rôtis, et un plat de jardinage de la saison ; le dessert consistait en fruits bien mûrs ou confits au sucre; et on usait pour boisson, de vin vieux, franc

et généreux , que l'on ne buvait presque
jamais pur. Mais le régime d'aujourd'hui n'a
aucune ressemblance avec celui dont je viens
de présenter le détail : c'est une table chargée
de quantité de différens mets tous plus
contraires aux malades les uns que les autres,
et auxquels la santé la plus robuste ne ré-
sisterait pas, sans contracter une maladie au
bout de huit jours. Pour dessert , on étale
toutes sortes de friandises en pâtisserie et
au laitage; pour boisson , des vins chauds
venant de l'étranger, tandis que nos vins de
Cruet, de Monterminod, de S.t Jean-de-la-
Porte, et autres, séjournent dans les caves
du Mont-Blanc; et tous autres apprêts qui
ne conviennent qu'à des Sybarites , sont terminés par du café et des liqueurs spiritueuses.
Or, je le demande à tout homme sensé et
prudent , et à ceux qui viennent chercher
la santé, si l'usage de ces eaux, de quelle
manière qu'on veuille les prendre, peut convenir avec un tel régime, et ne doit pas
tourner au détriment de l'économie animale,
plutôt qu'à sa réparation.

Il est d'une nécessité absolue que, soit

qu'on use des eaux en boisson, bains ou douches, on doit en user à jeun, ou tout au moins lorsqu'au bout de cinq à six heures, la digestion est censée être à peu près achevée, sans quoi le trouble que l'on porterait dans cette fonction, influerait évidemment en mal sur toutes les autres.

Le pain fait de farine de froment étant un des alimens le plus commun, ceux qui feront usage des eaux doivent de préférence choisir celui qui est rassis d'un jour, qui est blanc, bien pétri et suffisamment cuit, à moins que les dents ne soient en mauvais état ; on doit encore préférer la croute que l'on est contraint de bien broyer, et con- séquemment de mieux digérer.

En sortant du bain, ou au retour de la douche, on prend ordinairement un potage léger, qui doit consister en un morceau de pain grillé, sur lequel on jette du bouillon de viande chaud, et on y fait cuire, pour haut goût, quelques herbages potagers de la saison, ou du riz que je ne saurais assez conseiller à ceux qui sont atteints de dou- leurs rhumatismales ; il a le singulier avan-

tage sur tous les farineux, de convenir à
presque tous les estomacs; pourvu cependant qu'il ne soit pas trop cuit et réduit,
pour ainsi dire, en bouillie; on peut encore
prendre du vermicelli, ou toutes autres espèces de pâtes d'Italie; ou un peu de vin
sucré avec du pain, ce qui convient souvent assez à ceux qui boivent les eaux et
leur en facilite le passage. Les alimens que
l'on vient d'indiquer sont infiniment meilleurs et plus salutaires en même temps, dans
ces circonstances, que le chocolat, dont le
principe huileux relâche l'estomac de la majeure partie des malades qui usent des eaux,
et chez qui il est certainement déjà en mauvais état.

On a désigné ci-dessus ce en quoi pouvait, à peu près, consister le repas du dîné;
la plupart des légumes potagers n'en sont
pas exclus, et on peut en user sans crainte,
hormis cependant la salade, qui ne peut convenir dans aucun cas. Quant aux fruits quelconques de la saison, on ne doit s'y livrer
qu'avec beaucoup de modération; car une
imprudence dans ce genre peut seule coûter

la vie, ou tout au moins reculer infiniment
la guérison, et je pourrais citer deux exem-
ples frappans de ce premier cas ; il faut
sur-tout, si on veut en user, les choisir
doux, de bonne espèce, et parvenus à leur
degré de maturité ; ils fournissent alors un
suc savonneux, et deviennent, par là, un
aliment salutaire, pourvu cependant que l'estomac n'ait donné aucun signe de faiblesse,
ni de crudités acides, et sur-tout qu'il n'y
ait pas de soupçon que la poitrine soit affectée : dans l'un ou l'autre de ces cas, il serait prudent de les associer avec le sucre.
Les fraises, les framboises, et autres fruits
rouges de la même espèce, sont dangereux
pour les malades qui boivent les eaux, et
particulièrement pour ceux qui useraient des
eaux pour des attaques d'apoplexie, de paralysie, et autres maladies du même genre.

J'ai vu des malades associer des fraises
avec de la crême, et en manger une assez
grande quantité à leur dessert ; mais j'ai été,
en même temps, témoin de ce que leur a
valu leur intempérante gourmandise par une
association aussi monstrueuse de deux ali-

mens si incompatibles. Ne sont-ils pas bien
répréhensibles , ceux qui leur fournissent
ainsi des instrumens de mort ; et une police
raisonnée ne devrait-elle pas rigoureusement
sévir contre de semblables complaisans ; une
forte amende en faveur des pauvres du lieu
devrait en être la punition ?

Le règne animal , comme le végétal, nous
fournit aussi différentes sortes d'alimens : les
quadrupèdes , les volatilles , les poissons et
même les insectes offrent chacun le leur.
Cependant , parmi les quadrupèdes , le bœuf,
le veau et le mouton sont ceux dont il convient plus particulièrement de se nourrir.
Le bouillon doit être fait avec du bœuf,
un peu de veau , et la moitié d'une volaille,
sur-tout pour ceux qui sont dans le cas d'en
user à la sortie du bain , ou de la douche;
on peut y jeter quelques plantes , afin de
lui donner plus de goût , et le rendre en
même temps médicamenteux : telles sont la
chicorée, la laitue , les carottes jaunes , les
raves, le cerfeuil , les navets , poireaux , etc.
Le bœuf bouilli est une nourriture dont
l'usage doit être en général modéré pour les

malades

malades, parce que la vicieuse coutume qu'on a de les faire trop cuire, réduit cet aliment à ses parties fibreuses les plus grossières ; il est alors presque privé de tout son suc ; et se digérant très-difficilement, il ne produit que des viscosités. La volaille, le veau et le mouton rôtis sont la nourriture la plus salubre pour les différens cas, et en même temps la plus agréable aux différens goûts. La première, quoique à la vérité moins nourrissante, est cependant plus délicate, et sous ce rapport, plus facile à subir l'action des agens de la digestion.

Toutes les viandes salées, et notamment celles de porc, doivent être totalement bannies de la table de ceux qui prennent les eaux; cette dernière sur-tout, presque toujours très-grasse, est particulièrement dangereuse dans les douleurs de goutte, de rhumatisme, et dans les maladies de la peau ; en diminuant la transpiration, elle fournit un chyle épais et visqueux qui augmenterait le levain de ces affections. Quant au gibier, le lièvre, l'alouette et la perdrix, sur-tout les jeunes, sont les seuls dont on puisse faire usage en pareil cas. 16

Les œufs frais , qui doivent être regardés comme une substance animale , douce, gélatineuse et la plus convenable à presque toutes les différentes constitutions, offrent le meilleur aliment, quoique le plus commun, et ils nourrissent sans donner beaucoup de peine aux estomacs les plus faibles : on préfère ceux de poule à tous les autres connus, surtout s'ils sont légèrement cuits à la coque, quoiqu'on puisse cependant les manger de toute autre manière.

Les poissons, qui forment une autre branche de nourriture dans le règne animal, fournissent un aliment qui nourrit mieux que les végétaux , à raison des fibres charnues dont leur corps est composé, et de la matière huileuse dont presque toutes leurs parties sont abreuvées. Le poisson plaît généralement à tous les malades, et il y a peu de pays où celui d'eau douce soit aussi abondant et d'un goût aussi délicieux que dans celui - ci. La consommation qui s'en fait à Aix pendant le temps des eaux, est très-grande (1); cependant,

(1) Le lac du Bourget , qui n'est pas éloigné de plus d'une demi-lieue , en fournit abondamment de toute es-

parmi le nombre, on doit préférer ceux dont la chair est facile à digérer; tels sont la truite, la perche, la lotte, l'umble, le brochet, la carpe et sa laitance, nourriture très-salutaire, sur-tout aux convalescens et aux estomacs délabrés. Les autres poissons, tels que l'anguille, la tanche et la brême, sont beaucoup moins estimés, peut-être parce qu'ils sont plus communs. Au reste, comme aucune chair ne se corrompt aussi promptement que celle des poissons, il faut bien avoir soin de ne pas les garder long-temps; ils deviendraient un aliment dangereux, et causeraient des indigestions affreuses.

Parmi les boissons, la bonne eau tient sans contredit le premier rang; comme elle

---

pèce, et entr'autres une appelée *lavaret : salmo lavaretus,* poisson de très-bon goût. Cette qualité et celle de multiplier prodigieusement, ont donné l'idée de les transporter dans plusieurs autres eaux douces, où il n'a pu réussir; cependant, malgré le préjugé vulgaire qui prétend qu'il n'y a de lavaret que dans le lac du Bourget, ce poisson qui est une espèce de saumon, se trouve aussi en grande quantité, dans la Baltique, dans l'Elbe, dans les eaux de la Suède et dans celles de la Prusse.

est la plus universellement répandue (1), elle est aussi de toutes la plus convenable pour l'entretien de la santé. (2). Toutes les autres boissons l'altèrent ; celle-ci au contraire possède plusieurs bonnes qualités : elle nourrit, et aide puissamment à la digestion par sa vertu dissolvante, et l'on peut sur ce point consulter les buveurs d'eau. Les malades qui seront aux eaux d'Aix pour des affections rhumatismales, goutteuses, cutanées, ainsi que pour celles de poitrine et plusieurs autres dans lesquelles il serait dangereux de porter

(1) Les nations qui n'ont que l'eau pour unique boisson, sont infiniment plus nombreuses que celles qui boivent du vin : l'auteur de la nature en a abondamment pourvu toutes les régions connues, tandis que la plante qui porte le raisin ne fructifie que sous certains climats, comme bien d'autres plantes utiles à notre conservation. Le jus de celle-ci nous a sans doute été donné pour réparer nos forces et nous soutenir dans le besoin, et non pour en faire un abus journalier qui, par là même, est devenu la cause d'une infinité de maux, tant au moral qu'au physique.

(2) On a cherché pendant long-temps un remède universel ; l'eau est la seule substance qui puisse mériter ce titre : *elle convient*, dit Fréderic Hoffman dans sa dissert., *parfaitement à toutes sortes de constitutions, à toutes sortes d'âges et en tout temps.*

du feu et causer de l'irritation, doivent se
permettre peu de vin, c'est-à-dire, un tiers
au plus sur deux tiers d'eau. En général l'eau
pure ou sucrée serait plus convenable; mais
il faudrait s'y habituer peu à peu; j'en ex-
cepte cependant les estomacs faibles, délicats, et les tempéramens vulgairement reconnus pour pituiteux.

De toutes les liqueurs fermentées, le vin
est sans contredit la plus agréable et la plus
cordiale; c'est une boisson que prennent avec
plaisir presque tous ceux qui la connaissent;
je ne pense pas même qu'on doive absolument
l'interdire aux malades, lorsqu'ils en useront
avec modération : elle sera sur-tout utile à
ceux qui prennent la douche et les bains,
fortifiera leur estomac, et ranimera promptement les forces que peuvent avoir affaiblies
l'action de l'une et l'usage des autres. Le bon
vin vieux du pays, et bien mûr, est celui
qui convient le mieux, sans qu'il soit nécessaire de recourir aux vins étrangers. Quant
aux malades qui font un usage journalier du
vin, ils doivent, ainsi qu'on l'a dit ci-dessus,
le mêler avec l'eau; la proportion de ce

mélange ne peut être raisonnablement fixée
que sur la qualité du vin, l'habitude, l'âge,
la constitution, le sexe, la saison et le climat.
Les vins rouges seront généralement préfé-
rés aux blancs; mais les uns et les autres ne
doivent pas être de l'année. Ceux qui prendront les eaux pour des toux opiniâtres, des
commencemens de phthisie, et contre la
goutte, doivent s'en priver entièrement, et
plus encore pendant leur séjour à Aix. Il
n'en sera pas de même pour ceux qui sont
paralytiques, ou atteints d'autres maux dé-
pendant d'atonie, sur - tout si cette atonie
avait particulièrement affecté le cerveau. La
circulation des liquides, presque toujours faible
et languissante, le relâchement très-prononcé
dans tous les solides, seront l'un et l'autre
ranimés par l'usage du vin.

Le chocolat préparé à l'eau, au lait ou à
la crême, est un aliment très-agréable au
goût et fort en usage, auquel on associe
ordinairement divers aromats, tels que la
canelle, la vanille, l'ambre gris, etc.; mais
cette association, en flattant le goût, peut
nuire à la santé. Le sucre et le cacao seuls

forment un chocolat d'une composition plus simple, qui est alors nourrissant, pectoral, et convient aux personnes faibles et délicates: on peut le conseiller de cette façon et à l'eau, en sortant de la douche ou du bain, à ceux qui ont sur-tout une longue habitude d'en user, et qui, en conséquence, le digèrent aisément; mais il ne peut que rarement convenir lorsqu'il est au lait.

Quant au café, les différens maux causés par l'abus général qu'en font presque tous les différens états de la société, suffiraient pour prouver ses qualités nuisibles. On aurait moins recours à cette boisson, à laquelle le préjugé attribue une grande vertu digestive, si l'on était plus sobre; mais, comme l'usage des eaux oblige à un régime de vivre très-exact, si l'on veut qu'il soit accompagné de succès heureux, on n'aura pas besoin d'avoir recours à cette substance contre les indigestions. On pourrait, tout au plus, le permettre une fois ou deux dans la semaine, comme remède, à ceux dont l'estomac paresseux exigerait d'être animé, dont les humeurs croupissent et circulent avec peine, comme

dans les affections soporeuses, chez les paralytiques, les tempéramens gros, gras ou
pituiteux.

Il serait hors de propos, en traitant du
régime de vivre que l'on doit garder en usant
des eaux, de parler des différentes liqueurs
spiritueuses ; personne n'ignore combien elles
sont faites pour abréger les jours des gens
en santé, à plus forte raison celle de ceux
qui ne cherchent que les moyens de la rétablir.

Quant aux différentes liqueurs fraîches,
aigrelettes, ou à la glace, de telle espèce
qu'elles soient, dont on use communément
en été, je ne pense pas que ceux qui prennent les eaux, et qui sont sur-tout attaqués
d'affections internes, puissent en faire usage
et s'y livrer inconsidérément, sans se repentir
de pareilles imprudences. Ces sortes de boissons que l'on prend précisément dans le temps
de la digestion, doivent nécessairement la
retarder, y porter du trouble, et ôter aux
sucs gastriques toute l'énergie dont ils ont
besoin, pour accomplir cette intéressante
fonction. Il est d'ailleurs aisé de comprendre
que ces sortes de liqueurs, dont les fruits

acides font la base, quoique adoucis par le
sucre, ne conviennent point aux malades en
général, et moins encore à ceux qui boiraient les eaux mêlées avec le lait ; et que
les glaces aux fruits, ou au lait, quoiqu'on
les regarde communément comme toniques,
ne peuvent cependant faire partie du régime
que l'on prescrit à ceux qui usent des eaux
minérales : les glaces d'ailleurs causent souvent des coliques aux personnes les mieux
portantes ; elles sont de leur nature lourdes,
et engourdissent souvent les membranes de
l'estomac. C'est avec d'autant plus de force
et de bonne foi, qu'on doit s'élever contre
un abus aussi pernicieux, que j'ai constamment observé plusieurs maux en avoir été la
suite : cette pratique de luxe et de sensualité,
malheureusement suivie à Aix depuis peu
d'années, porte aussi atteinte à la réputation
des eaux, et doit être réprimée par des lois
sévères, ou tout au moins plus contraignantes
que celles de la médecine, qui, malheureusement, échouent presque toujours contre
toutes sortes d'abus et particulièrement contre
les divers appétits désordonnés.

Les autres alimens plus composés, que la délicatesse ou la gourmandise ont inventés, et dans lesquels il paraît que les trois règnes de la nature se confondent, ces alimens, dis-je, qui quelquefois, en excitant l'appétit, engagent à manger beaucoup plus, doivent être exclus du régime ordinairement prescrit aux malades qui viennent aux eaux (1).

Du mouvement et du repos.

Si le commencement de la vie est déterminé par le mouvement, ce même mouvement, ce *punctum saliens*, nous conduit aussi à son entière cessation. Qu'un corps animé se meuve au-delà de ses forces, il tombe dans la langueur et l'abattement, il dépérit à vue d'œil, et la déperdition excédant la réparation, il s'éteint peu à peu et finit. Que ce corps reste au contraire dans l'inaction, la pesanteur s'empare de tous ses

_____

(1) Est autem prava victús ratio, cùm varios et dissimiles inter se cibos immittit : dissimilia enim seditionem excitant , et alia citiùs , alia tardiùs concoquuntur. Hippocrat. lib. de flatibus.

membres, ils s'engourdissent, les articulations se rouillent, pour ainsi dire, le cœur n'a plus la force de pousser le sang jusque dans les plus petits vaisseaux que ce liquide doit pénétrer ; une stagnation générale s'ensuit, et la mort survenant, met fin à tout cet appareil animé. Un juste milieu entre le mouvement et le repos sera donc la règle à suivre pour le maintien de la santé ; mais cette règle doit être subordonnée à l'état du corps sain comme à celui du corps malade ; et l'exercice d'un homme bien portant ne pouvant jamais être celui d'un homme dont le corps est affecté, c'est ce dernier seul qu'il convient ici de considérer.

Ceux qui font usage des eaux, doivent plus particulièrement se livrer à un exercice qui soit relatif à l'état de leur force, au genre de leur maladie et à la manière dont ils useront des eaux, puisqu'il y a une espèce d'exercice pour ceux mêmes qui sont perclus de leurs membres : tel est celui que procurent les voitures, les chaises à porteurs, les litières, sorte de chaises à brancards, très-douces, très-commodes, portées sur le dos de deux mulets, et dont l'usage a été mal à propos abandonné ; tous ces moyens sont très-propres à l'exercice de ceux chez qui la faiblesse s'oppose à celui des jambes, et ils donnent en même temps une sorte d'action aux humeurs disposées à s'arrêter. Les fauteuils à roulettes peuvent servir à celui de l'intérieur de la maison, et sont excellens pour suppléer au défaut total des forces, ou lorsqu'il y a un empêchement absolu de sortir du logis (1). Les mouvemens doux et légers que procureront ces différens secours, seront pour ces malades et pour les personnes âgées, ce que sont l'équitation, la promenade à pied, la danse, la paume, pour les adultes et pour ceux qui jouissent d'une bonne santé (2).

Ceux qui ne prendront les eaux qu'en boisson, doivent plus nécessairement se livrer à l'exercice de la promenade, que ceux qui

---

(1) Genera autem gestationis plura sunt : quæ adhibenda sunt et pro viribus cujusque, et pro operibus. Corn. Cels. lib. 11, cap. 15.

(2) Lenis deambulatio ventriculo ; equitatio capiti et mesenterio conducit. Bagliv. specim. de fibr. motr.

en useront d'une autre manière : la secousse légère qu'en éprouve l'estomac augmente son action et facilite le passage des eaux. La promenade à pied doit être faite en plein air, par un beau temps et plus particulièrement le matin, après avoir bu les eaux, jusqu'à ce qu'il en résulte une douce lassitude. Les affectés de la poitrine, les vaporeux, les hypocondriaques et ceux qui sont atteints d'engorgemens dans le bas-ventre, choisiront de préférence l'exercice du cheval; il balotte davantage tous les viscères, accélère la circulation des humeurs, désobstrue les petits vaisseaux, et produisant un frottement assez sensible sur toute la surface de la peau, augmente l'insensible transpiration. Le lac du Bourget, qui n'est pas bien éloigné d'Aix, peut encore fournir, à ceux qui ne craignent pas l'eau, une espèce d'exercice qui, sans être fort tremoussant, n'en est pas moins très-salutaire : la douce agitation des eaux, excitée par le mouvement des rames et des petites barques, cause un balancement léger qui se communique à toutes les parties; et quoique le corps soit à peu près immobile, et ne paraisse employer à cette navigation aucune de ses puissances, il participe cepen‑ dant aux deux mouvemens du bateau, celui du roulis et celui du tangage (1). Si l'on joint à cet exercice l'amusement de la pêche et le bon air dont on y jouit, on trouvera dans tous ces moyens de quoi rendre le cours des liqueurs plus aisé, jusqu'aux dernières rami‑ fications de l'économie animale.

Enfin, s'il n'était pas possible de se livrer à aucun des exercices proposés, on leur sup‑ pléerait des frictions, moyen si usité parmi les anciens, sur‑tout à la sortie du bain, et qui aujourd'hui est presque totalement oublié. L'expérience prouve cependant que ce secours a presque toujours des succès avantageux; il tient lieu en quelque façon d'un exercice modéré, et produit, à peu de chose près, le même effet. On se sert, pour cet usage, d'un linge doux, d'une flanelle, ou mieux encore d'une brosse dont le poil ne soit ni bien court ni trop fort, mais cependant propre à causer une légère irritation à la

<hr>

(1) Gestationum levissima est navi, vel in portu, vel in flumine, vel lectita, aut scamno. Cels. lib. 2, cap. 15.

peau, et ramenér le système des vaisseaux
absorbans et exhalans, au but pour lequel
la nature les a destinés (1). Ces frictions
se font ordinairement le matin et le soir,
pendant un quart-d'heure, sur toute l'habitude
du corps, et principalement sur la poitrine,
le bas-ventre et le long de l'épine du dos.

Le repos est en général tout aussi utile à
ceux qui usent des eaux, que le mouvement
ou l'exercice ; il y a des règles à observer
dans cet état d'inaction, comme dans l'état
contraire ; mais on doit entendre par *repos*,
le temps nécessaire à la réparation des pertes
qu'a pu faire le corps pendant la veille ; et
si l'exercice a été ci-devant expressément
recommandé, c'est aussi parce que sans un
repos convenablement pris, le libre jeu des
organes, ni l'intégrité de leurs fonctions ne
pouvant s'exécuter, un épuisement général
s'ensuivrait bientôt : ainsi après la boisson
des eaux et l'exercice qui lui convient, il
est prudent de se retirer, de changer de
linge, si la promenade avait excité de la

_____

(1) Frictione, si vehemens sit, durari corpus : si lenis,
molliri : si multa, minui : si modica, impleri. Hipp. 6 epid.

moiteur, et de garder le repos pendant quelque temps (1) ; mais en sortant du bain ou
de la douche, il est nécessaire de se mettre
au lit, jusqu'à ce que le corps ait repris à
peu près son état naturel, et que toute espèce d'humidité à la surface ait disparue ;
au reste il n'est pas possible de décrire ici,
ni de prévoir tous les petits détails qui peuvent convenir dans ces circonstances ; ils
tiennent souvent aux habitudes contractées
quand on se porte bien ou lorsqu'on est
malade. Enfin la nature, mieux que tout
ce que l'art pourrait conseiller, indique assez
que le repos et la tranquillité doivent nécessairement suivre l'agitation causée par l'action des eaux, pour recouvrer cet équilibre
dans lequel consiste l'état de santé.

De la veille et du sommeil.

La veille et le sommeil sont deux états
qui appartiennent de si près au mouvement

_____

(1) Semper autem post cibum conquiescere, ac neque
intendere animum, neque ambulatione quamvis leni di-
moveri. Cornel. Cels. lib. 1, cap. 4.

et

et au repos , qu'il n'est guères possible de traiter de l'un, sans parler de l'autre ; et malgré qu'on puisse , en quelque manière , comparer le sommeil au repos , et la veille au mouvement , il sera toujours vrai de dire que , quoique pendant le sommeil, l'exercice de toutes les fonctions naturelles ou inté-rieures ait lieu , celui de la digestion et de la nutrition , ou assimilatrices , s'exécute avec plus d'énergie ; que c'est sans doute la prin-cipale raison pour laquelle les forces se ré-parent alors plus efficacement et plus prompte-ment , que par le simple état de repos ; et que pendant la veille , qui , si je puis m'ex-primer ainsi , est un état d'effort , il se fait une déperdition considérable des sucs nour-riciers et du principe vital par l'action sou-tenue des opérations du corps et de celles de l'ame. Au reste , cette cause constante qui fait alternativement succéder , chez tous les animaux , le sommeil à la veille , et la veille au sommeil , prouve assez la nécessité de cette bienfaisante interruption.

La durée du sommeil ne doit pas non plus être égale pour tous les individus, on doit la déterminer suivant la constitution, l'âge, le sexe, la saison, le climat et l'habitude (1). Et comme les personnes faibles ou malades ont besoin de dormir plus long-temps que celles qui sont fortes et qui ne souffrent aucune incommodité, il convient d'en régler le temps et la longueur pour ceux qui prennent les eaux. En général leur sommeil ne doit pas excéder sept à huit heures ; les femmes peuvent cependant s'y livrer un peu plus long-temps que les hommes. Ceux qui n'usent des eaux qu'en bains ou en boisson, doivent se contenter d'un sommeil modéré, c'est-à-dire, environ de sept heures ; ce temps doit être plus court pour les malades affectés de paralysie, de tremblemens de nerfs, et des suites de l'apoplexie, ainsi que pour les femmes vaporeuses, et les hommes hypocondres, parce que les uns et les autres souffrent le plus souvent par une atonie dans les solides, un épaississement et une difficulté de circuler dans les liquides, qui augmenteraient encore par

_____

(1) Sed quoniam coctio non pari tempore in omnibus absolvitur, somnus idcircò longior vel brevior esse debet. Barthol. Perdulcis. Hygien. lib. 4, cap. 5.

un sommeil trop long. Au reste, l'observation a prouvé que les hommes étant des animaux carnivores, dorment plus long-temps que les herbivores, parce que les premiers font beaucoup plus de mouvemens que les autres pendant la veille, sans doute pour chercher leur nourriture, qui ne s'offre pas si communément à leur voracité.

Le sommeil doit être plus long lorsqu'on use de la douche; en provoquant la sueur, elle diminue plus ou moins les forces, surtout après en avoir pris un certain nombre : il est donc utile de dormir environ une heure, après qu'on en est revenu. Le sommeil après le dîné étant en général mal-sain, et plus particulièrement dans nos climats tempérés, il peut être nuisible, sur - tout à ceux qui prennent les eaux (1), à moins que la chaleur du jour ne fût excessive, ou que l'habitude en fût si forte qu'elle eût dégénéré

---

(1) Nam somnus diurnus coctionem minimè complet, ob idque ructum acidum et flatum gignit, appetentiam prosternit, cerebrum opplet vaporibus, ideòque capitis dolorem, fluxiones, segnitiem et febres invehit. Ex Paulo Ægin. lib. 1, cap. 97.

en une nécessité absolue. D'ailleurs, cet excédant de sommeil prendrait peut - être sur
celui de la nuit suivante , et la somme du
sommeil devenant alors trop grande, rendrait
le corps lourd, amènerait trop de relâchement , et donnant. lieu à une transpiration
plus abondante, serait nuisible en général,
à ceux sur - tout qui auraient la poitrine
affectée (1).

Enfin, quelle que soit la manière dont on
usera des eaux, il est essentiel de peu souper, et de mettre au moins une heure et
demie d'intervalle avant de se mettre au lit,
si l'on veut que le sommeil soit doux et
tranquille, qu'il ne soit point accompagné de
ces sueurs incommodes qu'excitent souvent
des erreurs dans le régime, ni qu'il soit
suivi au réveil, d'une pesanteur de tête, ou
de mauvais goût à la bouche. C'est de là
qu'il arrive fréquemment que l'usage des
eaux, bien loin d'être salutaire, devient par
la suite nuisible, en portant dans la masse
des humeurs un chyle mal élaboré, et dont

---

(1) Nam æquè noxius est somnus abondans, ac labor
excedens. Bagliv. dissert. 4 de sanguine et respiratione.

l'assimilation devient sinon impossible , au moins très-difficile.

Puisque l'homme , comme carnivore , éprouve une plus grande déperdition dans l'état de veille que les animaux herbivores, il lui importe donc de ne pas outre-passer les bornes de cet état, car il est prouvé par l'observation que, dans la multitude des causes qui contribuent à la destruction du corps humain, il n'y en a pas qui le minent autant et aussi insidieusement que les veilles trop prolongées ; elles donnent aux fibres une tension démesurée, excitent dans le sang une ardeur qui le met dans un état voisin de la fièvre, et le conduisent enfin au point de perdre totalement le sommeil (1). La veille est, à la vérité, très - souvent accompagnée d'attraits qui font oublier ses effets pernicieux, et on s'y livre avec d'autant plus de sécurité et de plaisir, que, dans ces momens, on est hors d'état de réfléchir sur l'altération de la santé qui s'ensuit; mais on ne tarde pas à

_____

(1) Quòd si vigilia modum excedat, calamitosa est , quia corporis habitum digerit et dessicat , ideòque siccis naturis adversatur. Hipp. de rat. vict.

s'appercevoir que l'on a payé bien chèrement
ce plaisir, d'abord par la perte des forces, et
bientôt après par les autres maux qui en sont
inséparables.

Ainsi ceux qui prendront les eaux, devront
plus particulièrement s'observer sur ce point:
la veille démesurée leur deviendrait plus
nuisible qu'aux autres, et que dans toute
autre circonstance de leur vie. Ils ne s'écar-
teront jamais du but de la nature et du
régime qui leur convient, s'ils ne veillent que
pendant le jour, et ne dorment pendant la
nuit que le temps à peu près déterminé ci-
dessus pour les différentes situations où chacun
d'eux se trouvera tandis qu'il fera usage des
eaux.

Des excrémens et des recrémens.

Dans le nombre des liquides qui entrent
dans la composition de l'économie animale,
il y en a qui, suivant les lois de la nature,
ne doivent point sortir des vaisseaux qui
les contiennent, parce que leur destination
est de concourir à son entretien : tels sont

le *chyle*, le *sang*, et on les appelle *récré-
menticiels*; d'autres doivent en être nécessairement expulsés, sans quoi ils causeraient du trouble dans nos fonctions, d'où
il résulterait des effets dangereux par leur
séjour trop long-temps prolongé, telles sont
l'urine, *l'humeur de la transpiration sensible et insensible*, et celles-là sont appelées
excrémenticielles : enfin, il en est d'un troisième genre, dont une partie doit être re-
jetée, tandis que l'autre ne le doit pas; cette
dernière devant essentiellement contribuer
à la réparation du corps; telles sont la bile,
la salive, la liqueur spermatique, et on leur
a donné le nom moyen de *récrémento-
excrémenticielles* : expression qui paraît, à
la vérité, barbare et peu ordinaire; mais
adoptée dans l'école, parce qu'elle rend assez
bien l'idée de leur nature et celui de leur
usage.

De tous les alimens que nous prenons,
il est nécessaire qu'il se fasse une séparation
non-seulement des parties qui ont la propriété d'être nourricières, autrement le corps
succomberait bientôt; mais il faut encore

que les plus grossières, et qui ne sont pas
douées de la faculté de nourrir, soient chassées du corps par des voies particulières,
pour qu'il en résulte une harmonie qui constitue la santé (1) : c'est de là qu'est venue
la distinction qu'ont établie les médecins
entre les excrémens et les récrémens. Il ne
sera pas question ici de traiter de ces derniers, quant à ce qui regarde l'usage des
eaux ; mais il est nécessaire de leur indiquer
une méthode, relative à ce qui concerne les
autres, c'est-à-dire les excrémens. Il est donc
essentiel que ceux qui prennent les bains ou
les douches rendent leurs excrémens avant
d'entrer dans les uns ou de prendre les autres : ces deux manières d'user des eaux re-
tardant ordinairement cette évacuation, il
faut se la procurer au moins tous les deux
jours, par des lavemens tout simplement
des eaux d'alun, dont le degré de chaleur
est précisément celui qui convient à cet
usage, et qui suffit pour remplir cette indication. Cet avis est sur-tout de la plus

_____

(1) Ideòque ut salubritèr corpus habeat, excrementa
excludenda sunt. Galen. lib. 1 de sanit. tuend.

grande utilité aux hypocondriaques et aux
femmes atteintes de maux de nerfs ; les
uns et les autres se garantiront, par ce moyen,
des flattuosités et des chaleurs qu'ils éprouvent dans le bas-ventre, et qui affectent
souvent la tête ; ils diminuent aussi plusieurs
autres maux, dont la cause n'est qu'un défaut d'énergie du canal intestinal. Si , au
contraire, les eaux rendaient les selles trop
molles ou trop fréquentes, en apportant un
relâchement démesuré, alors on aurait recours
à un purgatif pris dans la classe des amers,
s'il y avait lieu à évacuer les saburres amassées
dans l'estomac, ou à user, après la boisson
des eaux, ainsi qu'à la sortie du bain, d'une
prise de quinquina en poudre mêlée avec la
magnésie calcinée , à la dose de 20 à 25
grains de chaque. Quant aux urines , les
qualités et les quantités de ce fluide communément rendu dans l'état de santé, peuvent servir de règle pendant l'usage des eaux,
en les comparant à la quantité et à la qualité
de celles qui seront rendues dans l'état de
maladie ; mais on devra observer que les
urines dans l'homme sain sont plus ou moins

abondantes, suivant la quantité ou la qualité des boissons, suivant la longueur du sommeil ou de la veille, et sur-tout selon le plus ou le moins de transpiration : il résulte de là que les proportions de cette excrétion sont difficiles à être exactement fixées.

On ne pense pas qu'il soit nécessaire de prévenir que tout usage des eaux doit être suspendu chez les femmes dès que l'écoulement des règles paraîtra , et qu'on ne le reprendra qu'après leur entière cessation, à moins cependant qu'il n'y eût quelque désordre dans cette fonction quant à ses périodes, ou quant à une diminution de la quantité ordinaire du sang. On peut encore, dans l'un ou l'autre de ces deux cas, prendre les eaux en boisson et en bains seulement, pourvu que ces derniers ne soient pas trop chauds ; elles deviennent alors un secours salutaire pour rétablir ou rappeler la menstruation à son état naturel; car cet état, s'il est permis de s'exprimer ainsi, est la *pierre de touche* de la santé chez les femmes (1).

_____

(1) Uterus sexcentarum ærumnarum causa. Democrit. ad Hippocrat. de naturâ humanâ.

Ce qu'on vient de dire relativement au flux périodique du sexe, doit s'appliquer au flux hémorroïdal chez les hommes, qu'il soit périodique ou non ; cette évacuation, bien différente chez eux, puisqu'elle est le produit d'une maladie, ne doit pas être regardée d'un œil indifférent ; l'expérience prouve, chaque jour, combien il résulte de maux de ces sortes d'excrétions interceptées, diminuées ou entièrement supprimées.

La secrétion de l'insensible transpiration est une des plus importantes fonctions de l'économie animale ; c'est une humeur qui, quoiqu'exhalant sans cesse de toute la surface du corps, ne peut guère s'appercevoir à la simple vue, mais dont plusieurs expériences, inutiles à décrire ici, prouvent évidemment l'existence ; lorsqu'elle se montre sous la forme aqueuse, que l'écoulement en est sensible et abondant, elle prend alors le nom de *sueur*. On a découvert une grande ressemblance entre la transpiration insensible de la peau et celle qui se fait par les poumons ; et on a même observé que si l'une des deux augmentait, l'autre diminuait à proportion. Cependant la quantité de l'insensible transpiration est à peu près, dans notre climat, égale à celle des urines ; mais la première est plus abondante en été, et l'autre l'est davantage en hiver ; celle-là est moindre pendant le sommeil que pendant la veille ; chez les vieillards que chez les enfans ; lorsque l'atmosphère est humide que lorsqu'elle est sèche ; et les tempéramens forts et robustes sont ceux qui transpirent davantage, toutes choses égales d'ailleurs. Or, d'après les principes que l'on vient de poser, comme une des principales propriétés des eaux est de pousser les humeurs à la peau , ainsi que chez ceux qui ne font même que les boire, elles excitent quelquefois une transpiration, quoique douce, cependant encore assez sensible ; autant eu égard à leur action, qu'à la chaleur de la saison, à moins toutefois qu'elle ne soit remplacée par des urines abondantes ; il convient de se prémunir sur-tout contre la fraîcheur de l'air du matin et du soir, de changer de linge dès que la moiteur commence à diminuer, et de ne pas se refroidir en le laissant sécher sur soi, ou en passant dans une chambre dont l'atmosphère serait de la température au-dessous de celle de l'air extérieur (1). Si, chez ceux qui boivent les eaux, l'excrétion des urines ou de la transpiration insensible ne se faisait pas en proportion de la quantité de boisson, et si cette diminution causait sur-tout quelque dérangement dans les fonctions, on pourrait suppléer à l'une ou l'autre de ces deux excrétions, par l'exercice, ou par des frictions légères faites avec une brosse ou avec une flanelle, sur toute la surface du corps; ou même cesser totalement la boisson des eaux, si tous ces moyens n'avaient pas un succès favorable; ou reprendre quelques bains tièdes, et les boire de nouveau, même dans le bain. Cette méthode est le plus souvent suivie de très-bons effets, et ramène à peu près le corps à son état naturel.

C'est particulièrement lorsqu'on use de la douche, qu'il faut avoir égard à l'excrétion

(1) Quantitas perspirationis insensibilis aliquam varietatem patitur, pro varietate naturæ, regionis, temporis, ætatis, morborum, ciborum et aliarum rerum non naturalium. Sanctorius, aphorism. 6, sect. 1.

cutanée , qui , dans ces cas , augmente sensiblement par le relâchement qui s'ensuit
dans toute l'habitude du corps , et par la
dilatation qu'acquièrent les orifices des vaisseaux exhalans et absorbans de la peau , dont
la surface présente alors celle d'un crible. Il
serait donc très-imprudent de s'exposer , dans
cette circonstance , à un air frais , ou à toute
autre cause qui pourrait la diminuer ou la
supprimer : il le serait également , si on se
livrait à une nourriture trop rafraichissante,
qui porterait un ralentissement dans le cours
des humeurs et enchaînerait l'action du système vasculaire. On tomberait dans une erreur contraire, si, croyant nécessaire d'augmenter cette même excrétion , on usait de
bains trop fréquemment , ou d'une trop longue durée ; si on les prenait trop chauds ;
si , en même temps , on se livrait à des
exercices violens , et si on se nourrissait de
boissons et d'alimens trop échauffans (1). Il
résulterait de cet excès de transpiration une

---

(1) Invisibilis perspiratio fit visibilis , vel quando nu-
trimentum est nimium , vel ob motum violentum. Sanct.
aphor. 22 , sect. 1.

faiblesse et un épuisement considérables, qui rendraient absolument nulle la vertu des eaux ; c'est sur - tout aux personnes d'une constitution délicate, à celles qui transpirent facilement, particulièrement les femmes et les gens âgés, à qui se conseil s'adresse : ainsi donc une certaine diminution, comme une certaine augmentation dans l'expulsion de cette humeur, aggraverait certainement la maladie contre laquelle on aurait eu recours aux eaux ; il y a donc un certain milieu à garder, *est modus in rebus*, qui n'est pas difficile à saisir, et sur lequel la propre expérience de chaque individu peut servir de règle de conduite.

Enfin on doit observer que, long-temps après l'usage des eaux, le tissu de la peau, encore très-dilaté, ne se resserre pas d'abord ; que le ton des solides et le cours des liquides ne reprennent que peu à peu leur état naturel ; il importe donc alors de ne pas perdre de vue cette excrétion, dont le dérangement est la cause de la plus grande partie de nos maux. Plusieurs petits soins, dans le détail desquels on n'entrera pas, peuvent être employés avec succès dans ce cas; tels sont l'usage de porter sur la peau des gilets de flanelle, la propreté, et le changement fréquent de linge, qui tous contribueront infiniment à son rétablissement et à son libre cours. Quant aux humeurs excrémentielles de la bouche, du nez et des oreilles, il n'y a aucune règle particulière à prescrire relativement à l'usage des eaux; on doit seulement, comme dans toute autre circonstance, éviter d'intercepter leur écoulement habituel, pour ne pas entasser maux sur maux.

Des affections de l'ame.

Depuis long-temps l'expérience a prouvé non-seulement aux médecins, mais encore au commun des hommes, que les affections de l'ame, ou les passions, *animi pathemata*, ont un pouvoir décidé sur la physique de notre corps (1). Dans chaque passion les

(1) Quo animus corpore præstantior est, eo majorem passionum illius habendam esse curam docet. Galen. cap. 1, lib. de parvæ pilæ exercitio.

facultés

facultés intellectuelles sont plus ou moins exaltées, et dans l'espèce de délire qui en résulte, nos jugemens sont le plus souvent erronés et caractérisés par l'exagération : observez un ambitieux, et vous découvrirez que les richesses ou le pouvoir sont l'objet de toutes ses pensées. En vain l'on observerait le meilleur régime, en vain l'accompagnerait-on de l'exercice le plus sagement réglé; toute son harmonie est aussitôt dérangée, si l'on se livre à quelque violente affection, ou que l'on outre-passe les bornes dans lesquelles la saine raison doit toujours les maintenir (1). Si donc, par les secousses redoublées que les passions portent à l'ame, elles ont des influences si pernicieuses sur le corps en santé, quels désordres ne produiront-elles pas sur des corps malades et délabrés, tels que ceux qui viennent user des eaux? Les passions ne causent pas toutes le même effet dans chaque individu : il est toujours relatif à la constitution particulière; et l'on

_____

(1) Animi autem affectus non sunt omnino supprimendi; sed neque nimis excitandi : torpor enim oritur, vel circulationis perversio. Boerhaave, de sanit. tuend. §. 1048.

sait qu'un chagrin, ou une joie quelconque, fera plus ou moins d'impression sur tel homme que sur tel autre. Cependant, en général, les affections cachées, sourdes, dont les symptômes ne se manifestent pas au-dehors, comme la tristesse, la haine, l'envie, la jalousie, non-seulement attaquent l'action de la vie ou celle des organes, mais troublent particulièrement la digestion (1) : de là naissent des spasmes et des obstructions dans les viscères (2). Ainsi les hypocondriaques, les vaporeux et ceux dont le système nerveux est extrêmement sensible et aisé à émouvoir, doivent, autant qu'ils pourront, pendant l'usage des eaux, bannir toute idée triste et affligeante sur leur état, ou sur tel autre sujet; faire de l'exercice, monter à cheval, se distraire par des lectures gaies et amusantes, par des jeux de société, et sur-tout

---

(1) Qui laborant animi pathemate, corripi potissimùm solent morbis ventriculi. Bagliv. prax. medic. lib. 1, cap. 14.

(2) Tristitia paulatim calorem intrò cogit, ob idque corpus se refrigerat et exsiccat, faciem reddit decolorem, pulsumque imminuit propter cordis constrictionem, unde spirituum generatio prohibetur. Bartholom. Perdulcis Hygien. lib. 4, sect. ult.

par la fréquentation de personnes aimables et enjouées ; c'est un moyen plus sûr que tous les remèdes de la pharmacie (1) pour écarter et chasser de l'ame ces objets sombres que nourrit toujours de plus en plus la solitude.

Les affections vives, violentes, telles que l'amour, la joie, le courage, l'espérance, agitent toute l'économie animale avec force, par des impressions analogues qu'elles font sur le cerveau, et qui changent même quelquefois son organisation (2); elles causeraient de funestes effets pendant l'usage des eaux, sur-tout en bains et en douches, à ceux qui seraient d'un tempérament bouillant et prompt

---

(1) Talium hominum morbi sanari tamen solent facilè, non quidem per nimiam remediorum copiam, sed aut per grata amicorum colloquia, aut per honesta ruris oblectamenta, et equitationes frequentes, aut per vivendi normam à sagaci medico institutam. Bagliv. prax. med. lib. 1, cap. 14.

(2) On dit que le chancélier Bacon était sujet à se trouver mal, lorsqu'il voyait une éclipse de lune; et Pechlin rapporte qu'une dame, qui regardait avec le télescope la comète de 1681, fut saisie d'une telle frayeur, qu'elle en mourut en peu de jours. *Pechlini observat. media. lib. 3, observ. 23.*

à s'enflammer, en déterminant toujours plus le cours du sang vers la tête; et comme il est prouvé que chaque fois que l'ame est affectée de quelque vive passion, la transpiration devient plus abondante que dans le plus violent exercice; il pourrait se faire que cet excès de transpiration diminuât encore les forces, et augmentât tout à la fois la mesure de cette excrétion que l'on cherchait seulement à rétablir par le moyen des eaux. Le seul cas où il fût utile de se livrer à une affection violente, serait celui où l'on prendrait la douche à la suite d'une attaque d'apoplexie séreuse, ou dans une paralysie dont la cause serait indiquée par un embarras dans la circulation et la flaccidité dans les solides; une semblable affection de l'ame servirait dans ce cas au malade, d'un remède excitant, qui aurait le même but que la douche, et en aiderait puissamment l'effet. Il convient même d'agacer souvent ces malades par toutes sortes de moyens, jusqu'au point de les mettre en colère, ou de leur causer un mouvement assez impétueux qui, produisant une vive secousse, puisse les sortir

de cet état d'engourdissement dont sont presque toujours accompagnées ces sortes de
maladies. Cette méthode est, à la vérité,
difficile à mettre à exécution, parce que
les facultés intellectuelles sont, chez la plupart
de ces malades, tellement désorganisées, qu'ils
en jouissent rarement à un certain degré, la
sensibilité sur-tout étant déjà presque totalement éteinte.

Enfin, les eaux, bien loin de devenir un
remède salutaire, ne seraient au contraire
que très-nuisibles à ceux qui, pendant leur
usage, se livreraient aux plaisirs de l'amour,
sur-tout si leur constitution était frêle, délicate et sujète aux maux de nerfs. D'ailleurs,
on doit observer que la douche et les bains,
aidés tout à la fois d'une nourriture échauf-
fante, pourraient facilement exciter l'appétit vénérien dans les tempéramens chauds,
faciles à émouvoir, ou sujets aux hémorroïdes, en déterminant une plus grande quantité de sang vers les organes destinés à cette
fonction; alors il serait prudent de s'abstenir
d'abord de tous les alimens chauds, échauffans et trop succulens, et de suivre un régime

plus doux et rafraîchissant, en l'appropriant néanmoins à la maladie pour laquelle on userait des eaux; on mettrait en outre un intervalle d'un ou de deux jours entre chaque bain ou chaque douche, au lieu de les prendre de suite; il conviendrait alors de faire beaucoup d'exercice, même jusqu'à la lassitude, afin d'augmenter la transpiration, de détourner du côté de la peau les humeurs qui auraient une tendance à se porter aux organes sexuels, et de diminuer par là une partie des forces surabondantes. Tous ces moyens peuvent suffire pour calmer l'effervescence du sang, et réprimer l'orgasme qu'aurait pu augmenter l'action des eaux. Les personnes dont la poitrine serait affectée d'une manière quelconque, devront, sur ce point, être sur-tout en garde, parce que son effet se porte plus particulièrement du côté des organes de la respiration, que de tout autre. D'ailleurs, cette jouissance ne paraît pas convenir aux corps languissans, et peut difficilement s'allier avec le régime à observer, lorsqu'on veut retirer des eaux tout le fruit qu'on doit en

attendre (1). Au reste, les préceptes qui
viennent d'être indiqués à ceux qui sont dans
le cas d'user des eaux d'Aix, ne doivent
cependant être considérés que comme des
règles générales, qui peuvent avoir, suivant
les circonstances, une certaine latitude, ou
certaines limites qu'il est difficile de fixer.
Parmi ces préceptes, il y en a qui n'ont été
qu'effleurés, et d'autres qui ont été traités
dans un détail assez étendu, peut-être trop
minutieux; mais il n'était pas possible de se
taire sur quelques-uns, ni de tout approfondir sur quelques autres, à moins de donner
un cours complet d'hygiène; d'ailleurs, c'est
une matière trop étendue; les eaux ne sont
pas un hôpital; je ne parle qu'à ceux qui
en usent; et ce n'est pas positivement ici
le lieu de prescrire ce qu'on doit faire pour
conserver la santé quand on en jouit, ni ce

---

(1) Nam Venus immoderata, vel intempestiva, totum
corpus rarius, frigidius, siccius et imbecillius afficit, ob
plurimam caloris et spiritûs excretionem; hinc stomachus
debilitatur, vultus pallescit, visus obscuratur, nervi re-
laxantur, artus titubant, vitalis facultas languescit, in-
tellectus hebescit, memoria aboletur, senectus et cal-
vitium accelerantur. Aetius.

qu'il faut employer pour la réparer, lorsqu'elle est entièrement perdue; je devais seulement prendre un milieu entre ces deux extrêmes, laissant aux praticiens à conseiller ce qui est nécessaire dans les circonstances qu'on n'a pu prévoir.

CHAPITRE IV.

Des maladies où les eaux sont très-efficaces par leur usage extérieur.

Ce qui constitue le médecin prudent et éclairé, est la juste application qu'il fait des remèdes aux maladies et à leurs causes, après les avoir bien reconnues et s'être assuré, autant qu'il est possible, de tout ce qui concerne leur diagnostic : toute autre marche employée pour guérir, ne peut conduire qu'à un tâtonnement ou à un empirisme le plus décidé. Il se rencontre, à la vérité, dans l'exercice de cette science, des cas obscurs et compliqués, dont les causes sont si profondément cachées, que le plus clair-voyant ne peut même les saisir; on ne peut s'en prendre alors, sans injustice, à l'art ni à l'artiste (1), mais bien plutôt à la faiblesse de l'esprit humain, qui ne saurait tout embrasser, ni aller au-delà des barrières posées par la nature. Le parti le plus certain et le plus prudent dans ces circonstances difficiles, est d'interroger cette même nature, de se tenir en garde contre les écarts qu'elle présente quelquefois, et d'aller pas à pas, crainte de s'égarer avec elle : ces principes doivent servir de guide, afin d'aboutir au point essentiel, c'est-à-dire, à la guérison par l'usage des eaux ou par d'autres moyens.

On traitera d'abord des maladies contre lesquelles les eaux prises extérieurement produisent des effets salutaires : on parlera ensuite de celles qui sont emportées par leur usage intérieur, et enfin, on indiquera les différentes affections dans lesquelles il ne convient pas d'en user, ou qui demandent de n'être employées qu'avec précaution ; le tout sera appuyé sur des observations relatives aux différens cas ; elles sont en médecine, ce que l'expérience est en physique.

---

(1) Si res medico non succedit pro animi sententiâ, in morbi vehementiam, non in artem ipsam culpa rejicienda est. Hippocr. lib. de arte.

On use plus fréquemment des eaux d'Aix à l'extérieur, qu'à l'intérieur ; le plus grand nombre des malades s'y baigne ou prend la douche, et souvent l'un et l'autre ensemble. L'observation a prouvé que, de toutes les manières d'en user, la douche est celle où leur action étant le plus développée, l'effet en devient aussi plus certain et plus salutaire, par la raison que c'est la manière dont on jouit de toute l'énergie des principes minéraux qu'elles contiennent, et que le gaz en qui réside leur principale vertu n'éprouve que peu d'évaporation.

Les eaux d'Aix, en général, quoique chaudes, ne sont point relâchantes ; elles agissent du centre à la circonférence ; elles délayent les humeurs épaisses, et sur-tout celles qui croupissent dans leurs vaisseaux. Les eaux d'alun sont en général excellentes dans les affections de l'estomac ; elles excitent presque toujours un mouvement salutaire dans les fluides et les solides de l'économie animale, qui ramène les uns et les autres à leur état naturel.

Les suites des couches, les pâles couleurs, les maladies causées par des levains acrimonieux répercutés, sont, pour la plupart, emportées par leur usage. Elles provoquent, dans beaucoup de circonstances, un mouvement fébrile, qui ne doit ni alarmer, ni être envisagé comme un mal, parce que, de cette action très-avantageuse dans les chroniques, et qui se calme bientôt, il s'ensuit presque toujours une amélioration sensible dans l'état du malade.

Les douleurs rhumatismales sont, en général, les affections contre lesquelles la douche des eaux de soufre obtient les plus grands succès ; il est rare qu'elles résistent à leur action, même les invétérées ; à moins qu'elles ne dépendent d'un virus vénérien, qui n'aurait pas entièrement été détruit, et dont l'action restée, pour ainsi dire, en silence pendant plusieurs années, se renouvellerait sous l'aspect rhumatismal, après avoir laissé vivre, jusqu'alors, le malade dans une sorte de sécurité sur cette maladie.

La chûte de ces eaux, imprégnées d'un gaz bienfaisant, le fait pénétrer jusque dans le tissu le plus serré des parties douloureuses; l'y trouve son ennemi, et le rend im-

puissant, soit en le neutralisant, soit en le
chassant du lieu où il s'était retranché. Ces
eaux, par leur vertu incisive et fondante,
rendent encore les humeurs épaissies et tena-
ces par ce levain, beaucoup plus fluides, et
les disposent par-là à rentrer plus facilement
dans le torrent de la circulation, ou à être
expulsées par la transpiration.

OBSERVATION sur un Rhumatisme laiteux.

Une dame du département de la Drôme,
âgée de 25 à 26 ans, de la plus aimable
figure, d'un caractère qui y correspondait,
d'une constitution délicate, et dont le système nerveux était d'une grande sensibilité,
vint à Aix pour des douleurs dont elle
souffrait dans toute l'habitude du corps, et
particulièrement dans les articulations, au
plus petit mouvement. D'après sa constitution, on avait décidé que sa maladie était
des maux de nerfs, et on l'avait envoyée aux
eaux d'Aix pour les boire seulement et y
prendre quelques bains; mais cependant on
lui avait conseillé de me consulter, à so

passage à Chambéry, avant d'en faire usage. Je vis la malade, j'eus avec elle une longue conversation qui m'apprit que ses douleurs dataient de sa dernière couche, qu'elle n'avait pu nourrir son enfant, parce que le lait s'était porté au sein avec une affluence extraordinaire ; que la fièvre de lait avait à peine eu lieu ; qu'il n'en était passé que très-peu par le bas, et que dans ses couches on lui avait donné beaucoup à manger, et sur-tout des alimens très-succulens (préjugé dangereux, méthode meurtrière, dont les accouchées, et sur-tout les releveuses, aussi ignares que gourmandes, ne peuvent pas se départir). Instruit de tous ces détails, je dis à la consultante, que je ne pensais pas que sa maladie fût ce qu'on appelle communément *maux de nerfs*, mais un vrai rhumatisme laiteux, et qu'en conséquence il fallait aller aux eaux, non pas pour user de bains seuls, mais encore pour es boire et se faire doucher.

Douze à quinze bains faits avec les eaux de soufre et d'alun à égale quantité, furent le nombre déterminé avant de passer à la

douche ; ils devaient être pris à jeun , en
sortant du lit, et à une température de 20
à 25 degrés de Réaumur, pendant une heure;
mais, demi - heure avant d'entrer au bain,
madame buvait une verrée des eaux d'a-
lun., une seconde verrée demi-heure après
qu'elle y était entrée, et une troisième lorsqu'elle était rentrée au lit, où on la couvrait
un peu plus que de coutume, afin d'amener une douce moiteur que l'on soutenait
par un bouillon de veau altéré avec quelques plantes légèrement diaphorétiques. Après
avoir usé de ces moyens pendant une dixaine
de jours consécutifs, la moiteur devint plus
abondante, de plus longue durée, ayant une
odeur qui fatiguait même beaucoup la malade,
qu'elle rapportait à celle du lait aigri, et
qu'elle avait déjà éprouvée dans ses couches
précédentes. Je fis continuer ce traitement
jusqu'au quinzième jour , et le lendemain
elle alla à la douche , dont elle craignait
infiniment l'action et les suites ; mais, contre
son idée, tout alla bien ; la peau, étant très-
disposée par ce qui avait précédé, se couvrait,
au sortir de la douche , d'une sueur assez

abondante, visqueuse et de la même odeur que celle qu'avait développée l'usage des bains. Après trois à quatre douches, la malade n'éprouvait presque pas de douleurs, marchait avec plus d'aisance, exécutait tous les autres mouvemens assez librement, et quelques-unes des articulations qui avaient été douloureuses et gonflées, reprirent leur état naturel, sans que l'action de ces parties fît beaucoup souffrir la malade.

Cette dame prit autant de douches que de bains; mais les premières étaient quelquefois interrompues et remplacées par un bain, qui la délassait et lui donnait plus de force et de courage pour les continuer.

D'après ce traitement, l'effet des eaux fut, pour ainsi dire, miraculeux, si on le compare à l'état où se trouvait cette dame lors de son arrivée à Aix; cette malade, intéressante sous tous les rapports, reprit le sommeil, de l'embonpoint, un coloris plus frais, et se mouvait sans aucun ressentiment de douleurs. Lorsqu'elle quitta Aix, toutes les fonctions s'exécutaient parfaitement suivant l'ordre naturel; elle eut même, avant de partir, ses

évacuations périodiques, qui, de très-irré-
gulières qu'elles étaient depuis long-temps,
soit pour la quantité, soit pour le temps,
reprirent leur cours de la manière la plus
satisfaisante et la plus complète.

Je conseillai à cette dame de revenir aux
eaux l'année suivante, de ne pas s'exposer
à une nouvelle grossesse, jusqu'à ce que sa
santé fût ferme et constante. Je lui donnai
une consultation dans laquelle j'insistais particulièrement sur le régime, sur l'exercice, et
sur le soin d'éviter sur-tout le genre de vie
que suivent ordinairement les femmes riches,
aimables, et que nécessite le plus souvent
la société du bon ton.

OBSERVATION sur un Rhumatisme à la tête.

Un bourgeois de la ville, âgé de 5o à
55 ans, d'un tempérament mélancolico-
bilieux, était tourmenté, depuis long-temps,
par un rhumatisme qui occupait toute la
partie latérale et supérieure de la tête, jusqu'au bas de l'oreille; les douleurs n'étaient
pas toujours aiguës, mais elles étaient continuelles.

tinuelles, l'avaient privé du sommeil, interdit toute espèce de travail d'esprit, ne pouvant pas même se livrer à la lecture, ni se distraire par un jeu quelconque de société, sans éprouver des vertiges ou des élancemens qui l'obligeaient à tout abandonner : après avoir inutilement essayé les boissons délayantes, les eaux minérales ferrugineuses, les bains domestiques, les purgatifs réitérés, et les vésicatoires sur la partie affectée, je fus consulté, et contre l'avis de son médecin, je lui conseillai au mois de juin d'aller aux eaux ; cependant avant de les prendre, je lui fis raser la tête, appliquer des ventouses sèches sur la partie, et immédiatement des sangsues sur l'élévation de la peau qu'avaient produite les ventouses; cette opération ne diminua, à la vérité, que très-peu les douleurs (quoique plusieurs fois j'aie subitement emporté de semblables douleurs par ce moyen) ; mais trois à quatre bains suivis de douze douches sur la partie affectée, les lui enlevèrent de telle manière qu'il en fut entièrement débarrassé ; il se trouva si bien de ce traitement, que par

reconnaissance et pour mieux assurer sa guérison, il revint aux eaux dans le mois de
septembre de la même année, et a joui dès-
lors de la meilleure santé.

OBSERVATION sur un autre Rhumatisme laiteux.

La Marie Percevau, d'un tempérament
bilieux et d'une constitution d'ailleurs délicate, habitait une boutique froide et très-
humide, où elle accoucha ; cette couche fut
suivie d'un transport de la matière laiteuse,
qui donna lieu à des douleurs rhumatismales,
dont le siège était dans toutes les articulations : elles n'étaient pas à la vérité accompagnées de la fièvre ; mais leur opiniâtreté
et leur vivacité l'avaient entièrement privée
de l'usage de ses membres : obligée d'être
toujours assise et ne pouvant se mouvoir,
elle n'était pas sortie depuis deux ans de
l'endroit qu'elle habitait, lorsque je la vis
pour la première fois. Toutes ses articulations
paraissaient comme enkilosées, et la langue
était la seule partie qui fût libre. Après

l'avoir préparée par quelques boissons, et purgée, je l'envoyai aux eaux d'Aix étant bien assuré qu'elles la soulageraient : en effet, elle prit d'abord dix bains de suite, qui lui permirent déjà de faire quelques mouvemens; ces bains, immédiatement suivis de quinze douches consécutives, la mirent en état de marcher à l'aide de deux bâtons ; et elle passa le reste de l'année dans cette situation, étant très-fort satisfaite de l'amendement de son mal. L'année suivante elle retourna aux eaux, elle y prit encore douze à quinze douches, qui achevèrent de lui rendre la liberté des bras et des jambes au point qu'elle ne se servit plus que d'une petite canne, avec laquelle elle marchait aussi vîte et aussi aisément qu'avant sa maladie.

Cette observation, dans laquelle on voit l'humeur laiteuse déposée et fixée depuis long-temps sur toutes les articulations, sur les parties musculaires et aponévrotiques, était sans contredit la cause de la maladie; cette observation, dis-je, est non-seulement une preuve de la qualité non équivoque des eaux pour détruire la ténacité des humeurs, mais encore de la promptitude avec laquelle elles agissent, puisque dès la première fois que la malade en usa, les parties affectées recouvrèrent successivement leurs fonctions, dont le libre exercice paraissait augmenter à chaque douche. C'est de tous les cas que j'ai observés, celui où le succès ait été aussi complet et aussi prompt.

C'est principalement dans les rhumatismes universels, qu'il serait à propos de commencer le traitement par des bains de vapeurs qui fussent construits suivant les règles de l'art, avant de passer aux douches; ce moyen préparatoire accroîtrait infiniment l'effet de la douche, et guérirait souvent sans être obligé de la prendre.

Quoique la douche soit le secours le plus communément employé pour la guérison de cette maladie, j'ai cependant fréquemment observé que les bains seuls l'ont radicalement emportée, sans avoir eu besoin de recourir à elle, sur-tout lorsqu'après que le rhumatisme a été aigu et accompagné de fièvre, les douleurs se font encore sentir assez vivement; qu'elles sont rebelles, et que la fièvre et ses autres symptômes ont totalement disparu.

OBSERVATION *sur un Rhumatisme aigu qui occupait une partie des muscles de l'épine, ceux des hanches et ceux des extrémités inférieures.*

Un homme âgé d'environ 45 ans, d'une constitution bilieuse et peu charnue, et d'une assez haute stature, fut, en revenant de la campagne, exposé, pendant une lieue et demie, à une pluie si abondante, qu'elle pénétra à travers tous ses habillemens; étant rentré chez lui, il négligea de changer de vêtemens, ils séchèrent sur son corps; mais, au bout de deux jours, il éprouva des frissons irréguliers qui furent suivis d'une chaleur vive et mordante, et de douleurs si cruelles, qu'elles ne lui permettaient pas de fléchir la colonne épinière, ni de mouvoir les extrémités inférieures, sans jeter les hauts cris. Il resta trois jours dans cet état, ne demanda aucun secours, prit plusieurs soupes dans le jour et du café à l'eau, pour, disait-il, se faire suer (1). Voyant enfin que son remède, bien loin de le soulager, ne faisait au contraire qu'aggraver le mal, il me fit appeler. Une saignée, des lavemens émolliens et rafraîchissans, le petit lait aiguisé avec la crême de tartre soluble, des minoratifs et quelques légers calmans pour procurer un peu de sommeil, dont le malade était privé depuis long – temps, furent les moyens employés; la fièvre disparut au dix-septième jour de la maladie; il lui restait encore des douleurs assez rebelles, quoique

---

(1) C'est une maxime constamment suivie chez nos paysans, chez le bas peuple et quelquefois même chez les gens d'une classe au-dessus, d'exciter à la sueur les malades atteints de maladies aiguës quelconques, par des remèdes incendiaires, auxquels ils ajoutent encore beaucoup de couvertures. J'ai toujours fait mon possible pour faire revenir les uns et les autres d'une coutume si dangereuse et d'un préjugé aussi nuisible qu'il est ancien; mais, jusqu'à-présent, je n'ai pas été assez heureux pour réussir; ils ignorent sans doute que dans les maladies, sur-tout inflammatoires, la sueur, ainsi provoquée, amène promptement la gangrène; et que dans les fièvres putrides, elle produit une confusion dans toutes les fonctions, empêche la nature d'opérer une coction salutaire, et cause l'engorgement des viscères, d'où s'ensuit une mort prompte.

moins vives, qui gênaient les mouvemens
des parties affectées, ce qui me détermina
à l'envoyer promptement aux eaux d'Aix.
Toute la parenté s'y opposait vivement, à
cause, disait-elle, de sa prétendue grande
faiblesse; mais, persuadé du succès, j'insistai,
et il partit. Je réglai son régime et lui conseillai de commencer par les bains avant de
passer à la douche, dont je prévoyais qu'il
n'aurait probablement pas besoin. En effet,
le premier bain le soulagea, il dormit environ
quatre heures; le second et le troisième diminuèrent encore beaucoup ses douleurs; il
se tint debout une bonne partie du jour, et
dormit toute la nuit. Comme il ne prenait
qu'un bain d'une heure par jour, et que les
effets en furent si prompts, il m'écrivit s'il
ne pourrait pas en prendre deux, pour hâter
sa guérison ; je lui répondis qu'il le pouvait
sans doute avec juste raison; et au bout de
dix jours, je fus surpris de revoir mon
malade avec un bon appétit, sans douleurs,
et marcher tout aussi bien qu'avant sa maladie.
Dès lors il n'en a éprouvé que de légères
atteintes, lorsqu'au printemps il veut quitter

trop tôt ses habillemens d'hiver, ou garder ceux d'été trop avant dans l'automne.

La goutte étant une affection qui a beaucoup d'affinité avec le rhumatisme, et qui fraternise, pour ainsi dire, avec lui, il ne serait pas étonnant que la douche fût salutaire dans cette maladie, sur - tout lorsque, suivant la distinction des auteurs, elle a les caractères d'une goutte froide et accompagnée de bouffissure aux articulations. Les deux observations suivantes seront encore une preuve que ce moyen a emporté une douleur de goutte récente, et procuré beaucoup de soulagement dans une autre qui, sans être invétérée, existait cependant déjà depuis quelque temps.

OBSERVATION sur une Goutte récente, dont le siège était au talon, et particulièrement dans la gaine du tendon d'Achille.

Un trompette d'un régiment de cavalerie, âgé de 25 à 3o ans, avait déjà ressenti, à deux ou trois reprises, une douleur au talon,

assez vive ; mais cette douleur devenait beaucoup plus vive quand il avait les pieds
humides. Ne sachant ce que pouvait être
cette douleur , qui l'empêchait parfois de
marcher et de monter à cheval, il s'adressa
au chirurgien-major du corps, qui jugea que
c'était la goutte ; mais , ne connaissant pas
bien les propriétés des eaux d'Aix , il me
consulta pour décider si elles lui conviendraient ou non. D'après mon avis , il fut
purgé, et envoyé de suite à la douche ; il
en prit d'abord quatre consécutives sur la
partie même ; elles le soulagèrent d'une manière non équivoque ; cette amélioration
l'engagea à en continuer l'usage pendant
dix-huit jours ; au bout de ce temps il re-
joignit son régiment, et n'a dès-lors jamais
ressenti douleurs ni dans cette partie , ni
dans aucune autre.

OBSERVATION *sur une Goutte héréditaire ,
dont le siège était dans les extrémités
inférieures.*

Un gentilhomme de 55 à 58 ans environ,

d'un tempérament sanguin, aimant la bonne chère, et ménant une vie sédentaire, avait déjà essuyé plusieurs attaques de goutte, tantôt à un pied et tantôt à l'autre, sans jamais y opposer d'autre secours que celui de garder le lit, parce qu'il ne voulait pas croire que ce fût une maladie de nature goutteuse ; cependant, ayant réfléchi que son père et son aïeul en avaient été atteints, il commença à n'en plus douter, et se décida enfin d'aller aux eaux d'Aix. Il s'y prépara, pendant quelques jours, par des boissons délayantes, par un régime approprié et par un minoratif ; dès que les douleurs furent à peu près calmées, il prit d'abord quelques bains, passa ensuite à la douche, sans cependant abandonner les premiers ; et la méthode dont il usa des eaux, fut la suivante : il entrait au bain sur les six heures du soir, et le lendemain matin il prenait la douche. Ce traitement fut exactement suivi pendant un mois, en observant de se purger de temps en temps, et mettant aussi quelques intervalles entre les douches : au bout du mois il revint, totalement exempt de douleurs , et marchant avec beaucoup d'aisance , ce qu'il n'avait pu faire depuis long-temps, avant l'usage des eaux. Il a eu encore, à la vérité, dès-lors quelques retours de cette maladie, mais infiniment légers, de peu de durée, et très-éloignés les uns des autres, il s'est même passé plusieurs années sans qu'il en ait ressenti aucune attaque, quoique goutte héréditaire.

Ainsi , d'après ces deux observations, il résulte que les malades ont obtenu des succès heureux, mais elles ne doivent pas cependant faire loi, et il serait imprudent à tout goutteux de venir s'exposer à l'effet de ces eaux, sans préalablement avoir consulté quelqu'un de l'art. Il ne faudrait pas non plus se flatter qu'elles produisissent un semblable effet dans tous les cas semblables; ce serait abuser des vertus salutaires des eaux, comme de la confiance des malades, que de le leur promettre : *non eadem omnibus , etiam in similibus casibus opitulantur* (1). Il est d'ailleurs des circonstances dont cette maladie

_____

(1) Aur. Corn. Cels. in præfat. lib. 1,

est quelquefois accompagnée, qui mettraient
le malade en danger de perdre la vie, dans
l'action même du remède, par un transport
subit de l'humeur goutteuse sur le cerveau,
sur la poitrine, ou sur tel autre organe essentiel; c'est au malade à bien instruire son
médecin, et à celui-ci à bien examiner la
maladie, afin d'éviter une pareille bévue,
qui retomberait d'abord sur le malade, et
tout à la fois sur l'art, sur l'artiste et sur
les eaux, quoique mal à propos employées.

*OBSERVATION sur un Rhumatisme arthri-
tique et universel.*

Un abbé de très-grande naissance, âgé
de 24 ans, destiné à occuper les premières
places dans l'état ecclésiastique, vint à Aix
perclu de tous les membres par un rhumatisme
occupant les articulations et presque tout le
système musculaire. Il était d'un tempérament vif et très-vigoureux, il pétillait d'esprit et avait un caractère gai, quoique affecté d'une si cruelle maladie à son âge,
dont il n'espérait pas trop pouvoir guérir.

La situation de cet intéressant malade était telle, qu'il ne pouvait presque pas se servir des bras ni des jambes, sur - tout de ces dernières ; et contraint d'être toujours assis sur un fauteuil, lorsqu'il n'était pas au lit : ses deux domestiques le prenaient sous les cuisses et le portaient par - tout où il voulait aller, comme si c'eût été un enfant qui ne pût pas encore se soutenir sur les jambes ; à table, il fallait lui couper tous ses morceaux, et à peine avait-il la liberté de les porter à la bouche avec le bras droit, qui cependant, des deux, était le plus mobile. Joignez à cette impotence presque générale, les douleurs qu'il éprouvait aux plus légers mouvemens, sur-tout dans ceux qui s'opéraient par les muscles du dos et du bassin, et principalement par les moteurs des extrémités inférieures. En un mot, c'était une espèce de cul de jatte.

Le malade fut d'abord mis à l'usage des bains faits avec la seule eau de soufre, à de fréquens lavemens de la même eau, et à la boisson de celles d'alun. Le degré de chaleur du bain était d'une température de 20 degrés;

en y entrant, le malade se trouvait bien, et y éprouvait une sorte de plaisir; cependant il fallut tâtonner dans les deux ou trois premiers bains; mais, une fois trouvée, le malade ne les prit plus qu'à ce même degré.

Ce ne fut qu'au bout de vingt jours de ce traitement exactement suivi, que le malade commença à faire quelques mouvemens des extrémités, sans souffrir ; le sommeil, qui était léger et souvent interrompu, parce qu'il ne pouvait pas garder la même situation pendant toute la nuit, sans l'aide de ses domestiques, devint plus doux, plus long, et le malade se tournait déjà un peu à droite et à gauche dans son lit, sans secours. Ce fut alors seulement qu'on le porta à la première douche, dont il redoutait si fort l'action; il la prit en ma présence, sur toute l'habitude du corps pendant un quart-d'heure, mais simplement par aspersion, et la soutint très-bien; elle produisit un effet merveilleux; et dès ce moment l'espoir de guérir lui inspira le désir de brusquer le traitement; je m'y opposai fortement, et il fallut suivre ma volonté; d'ailleurs, son gouverneur, homme d'un rare mérite , qui, depuis son enfance, ne l'avait jamais quitté, et qui avait toute sa confiance et son amitié, se joignit à moi pour le résoudre, et il se rendit à tout ce que j'exigeai de lui par la suite.

Il passa insensiblement des douches par aspersion aux douches ordinaires, et dès-lors il prit le bain un jour, et la douche le lendemain. Cette intercallation fut suivie rigoureusement pendant un mois et demi; mais aussi chaque jour fut suivi d'un progrès rapide et soutenu dans la guérison, à tel point, que celui qui ne pouvait (qu'on me passe l'expression) remuer ni pieds ni pattes, donna, au bout de trois mois, des fêtes et des bals à Aix , où il invitait la meilleure compagnie, dont il faisait lui - même les honneurs, et où on le vit exécuter les danses les plus vives et les plus fatigantes avec autant de souplesse que s'il n'eût jamais été perclu de tout son corps. Les habitans d'Aix et tous ceux qui furent employés dans le traitement que subit ce malade, avaient déjà pronostiqué que jamais les eaux ne pourraient le guérir : ils furent tous étonnés de cette

cure admirable, et contraints d'avouer que
leurs eaux possédaient des vertus qui leur
étaient encore inconnues.

Les maladies internes de la tête, le tremblement des membres, qui n'est point con-
vulsif, l'apoplexie, la paralysie, qui le plus
souvent en est une suite, et toute espèce
d'engourdissement sont des affections pour
la guérison desquelles ces eaux sont spécialement recommandées à juste titre, d'après
les cures surprenantes et, pour ainsi dire,
miraculeuses qu'elles ont opérées dans ces
différens cas, et d'autant mieux lorsque les
malades sont à portée d'y être conduits de
bonne heure; quoiqu'il y ait plusieurs observations où elles ont néanmoins procuré
de grands soulagemens, après cinq à six
mois de date de la maladie ; *sed rara non
sunt artis :* cependant, dans ces derniers
cas, elles ne guérissent pas radicalement,
elles mettent au moins les malades en état
de marcher, et de se servir encore passablement, dans tout le cours de leur vie,
des membres qui ont été paralysés. On doit
pourtant

pourtant considérer que la maladie est plus ou moins rebelle à l'efficacité des eaux selon le sexe, l'âge, la plus ou moins grande perte du mouvement, du sentiment, et du plus ou moins grand nombre des parties affectées, soit externes, soit internes : j'ai en outre observé que cette maladie est souvent accompagnée d'un mouvement fébrile bien caractérisé, que je nomme soporeux, et qui dure pendant quelques jours. Mais j'ai aussi vu des cas où il n'existait pas; et lorsqu'il est de la partie, il serait imprudent d'exposer le malade à l'action des eaux ; on doit attendre qu'il ait cessé et que les forces soient un peu rétablies, la durée de cette fièvre étant ordinairement de douze ou quinze jours; mais, lorsque la paralysie ne se trouve pas compliquée avec l'état fébrile, alors, dès que les remèdes généraux ont été employés, on doit y conduire promptement le malade.

Quelques médecins prétendent que, si le cerveau est affecté, et il l'est presque toujours plus ou moins dans ces cas, ce qui se connaît par une difficulté dans la parole, par la perte presque totale de la mémoire, par la bouche de travers, la lèvre inférieure torse et pendante, une salive visqueuse découlant sans cesse, et par des yeux qui sont fixes et hagards; ils prétendent, dis-je, que ces malades ne doivent pas user des eaux en bains, et moins encore en douches, de crainte qu'ils ne succombent à une nouvelle attaque d'apoplexie ou de paralysie plus forte. Mais je pense que ces craintes sont chimériques et mal fondées, d'abord en ce que l'on ne saurait trop exciter ces malades, et rappeler la vie dans des parties qui l'ont perdue, pour ainsi dire, en détail, et déplacer, s'il est possible, les obstacles qui gênent les fonctions des nerfs du cerveau, et ceux de la moëlle épinière.

OBSERVATION sur une Apoplexie.

J'ai vu un habitant d'Aix même, âgé de 6o ans environ, frappé d'une attaque d'apoplexie séreuse, qui ne lui avait laissé d'autres signes de vie que le mouvement du cœur, et celui de la respiration, être porté, au même instant, à la source des eaux de soufre, et plongé jusqu'au menton, à qui l'on donna aussi en même temps une douche sur la tête sans friction, promenant seulement la colonne d'eau sur toute la surface du crâne; je l'ai vu reprendre, au bout de moins d'un quart-d'heure, la connaissance et la parole comme avant son attaque; et après cinq à six séances pareilles, il fut complètement rétabli, et a joui encore, pendant plusieurs années, d'une bonne santé, sans avoir éprouvé de rechute.

Au reste, il en est de la douche, comme de tous les remèdes; elle doit être, dans tous les cas, et plus particulièrement dans ces derniers, proportionnée à l'état du malade; sa durée sera plus courte, mais on la répétera plus souvent, sur-tout lorsqu'on la donnera sur la tête; ou bien on mettra un jour d'intervalle entre ceux que l'on aura déterminé de la faire prendre. D'ailleurs, dans une circonstance pareille, on peut demander l'avis d'un médecin qui ait l'expérience et la connaissance des différens effets des eaux dans les diverses maladies pour lesquelles elles sont conseillées.

Comme la langue est souvent plus ou

moins paralysée dans l'hémiplégie, on devra sur-tout diriger la douche sur les cinquième et neuvième paires de nerfs, dont la distribution a lieu particulièrement dans cet organe; car il arrive communément que, chez les paralytiques, on se contente de doucher seulement la partie affectée, sans réfléchir que c'est sur le trajet des nerfs du cerveau et sur l'origine de ceux de la moëlle épinière, autant qu'il est possible, que la colonne d'eau doit préférablement êtré dirigée, avant de doucher la surface de la partie même affectée. C'est encore le médecin, je le répète, qui doit indiquer au malade ou à ceux qui l'environnent, le lieu qu'il est plus particulièrement nécessaire de doucher, si l'on veut que ce secours opère quelques effets salutaires.

OBSERVATION sur une Paralysie presque universelle.

Un avocat âgé d'environ 5o à 55 ans, fut frappé d'apoplexie; les médecins du lieu où il résidait, après lui avoir donné des soins prompts et convenables en pareil cas, jugèrent à propos de le faire partir pour les eaux d'Aix : lorsqu'il y arriva, il ne pouvait pas articuler un seul mot, et n'avait ni mouvement ni sentiment. Dès qu'il eût pris trois à quatre bains et autant de douches, le mouvement revint aux extrémités supérieures et inférieures ; il commença à balbutier déjà quelques mots, et parvint insensiblement à se faire entendre assez bien pour demander tout ce qui lui était nécessaire ; il continua l'usage des bains et des douches pendant plus d'un mois; son état s'améliora chaque jour, et lorsqu'il quitta les eaux, il parlait aussi distinctément, et marchait avec autant de liberté qu'avant son attaque.

OBSERVATION sur une Hémiplégie complète du côté droit.

Un financier, de Paris, âgé de près de 5o ans, d'une grande stature accompagnée de beaucoup d'embonpoint, d'un tempérament fort et vigoureux, aimant le plaisir de la table et sur-tout la bonne chère, faisant peu d'exercice, autant par indolence que

par les occupations de son état, éprouva
une attaque d'apoplexie vers les fêtes de
Noël 1774, qui se réduisit à une hémiplégie
complète. Les médecins qui furent appelés,
lui firent un traitement convenable en pareil
cas, et lui conseillèrent de faire le voyage
d'Aix pour user des eaux. Les deux médecins, du nombre desquels était le célèbre
Antoine Petit, mon ancien maître et tout
à la fois mon ami, me l'adressèrent pour
le diriger dans l'usage de ces eaux, où il
arriva sur la fin de janvier 1775.

La situation du malade, à ma première
visite, me parut être la suivante: je trouvai
le côté droit tellement paralysé, que le mouvement et la sensibilité y étaient absolument
nuls; cette partie se présentait comme si elle
avait été de plomb; l'œil droit à demi-fermé
par le relâchement de la paupière supérieure;
la bouche torse, la salive coulant de plein
gré avec abondance; il ne sortait la langue
que de travers, quand on demandait à la
voir; la parole était très-embarrassée; on
ne pouvait comprendre ce qu'il voulait dire;
et l'organe de l'ouïe du même côté avait
également participé à cette attaque.

Le malade ayant été suffisamment préparé à Paris, pour user tout de suite des eaux, partit dans les derniers jours de janvier. Le traitement commença par six à sept bains composés de la seule eau de soufre, à un degré de chaleur au-dessus du tide, pris le matin à jeun; il buvait, pendant une heure de séjour qu'il restait au bain, trois à quatre verrées de la même eau. On lui donnait, étant rentré dans son lit, tantôt un léger potage, et tantôt un peu de vin de Bourgogne avec une croûte de pain, quoique la déglutition ne fût pas aisée : chaque jour, avant son repas du soir, il prenait un lavement avec les eaux d'alun : usage qu'il a continué pendant tout le temps de son séjour aux eaux.

Au bout des sept bains, il fut purgé avec deux verres de tisane royale, qui procurèrent des selles abondantes, totalement bilieuses et glaireuses. A cette époque, on observa déjà quelques mouvemens, et une sensibilité obscure, à la vérité, dans les extrémités paralysées ; la parole devint moins confuse, et on comprenait ses demandes.

Après la purgation, il passa à la douche
de la durée d'abord d'un quart d'heure, qui
fut successivement augmentée jusqu'à environ trois quarts, sur la fin du traitement.

La douche fut parfois interrompue,
pour le purger, parce que, malgré la sévé-
rité que je lui faisais observer dans le régime, il voulait toujours manger plus qu'il
ne fallait, étant d'ailleurs assez gourmand et
bon mangeur.

Tous les symptômes qui accompagnaient
cette hémiplégie, se dissipèrent insensiblement, à fur et mesure qu'on lui donnait des
douches ; il reprit son état naturel, soit au
physique, soit au moral.

Vers la fin de février, pendant tout le
cours duquel il usa des eaux, il faisait de
très-longues promenades à pied, avec beaucoup d'aisance, sans être fatigué, et dépé-
çait une volaille à table de la main paralysée,
avec autant d'adresse, que si elle n'avait
jamais rien éprouvé.

Cette cure, une des plus belles que m'ait
fourni l'action des eaux, fut enfin complétée
par un enfant qu'a eu le malade au bout

de quelques mois de son retour des eaux dans ses foyers.

Mais ce qui m'a surpris dans cette circonstance, c'est que, depuis mes nombreuses observations relatives à la vertu des eaux sur les paralytiques, j'ai toujours remarqué que l'extrémité supérieure était celle qui reprenait le plus difficilement la faculté de se mouvoir et de sentir, et presque jamais en proportion de ce qu'acquérait l'extrémité inférieure, lorsque l'une et l'autre avaient été paralysées ; aussi, ai-je toujours vu plus de paralytiques marcher, que de se servir du bras dans leurs besoins ; et, dans l'observation dont il est ici question, le bras était en aussi bon état qu'avant l'attaque.

OBSERVATION sur une autre Hémiplégie.

Un père de famille, âgé de 70 ans, d'un tempérament bilieux-sanguin, vif et robuste, étant appuyé sur le parapet de son jardin, fut atteint d'un vertige subit qui l'aurait fait tomber du haut du parapet, sans le prompt secours de son fils qui se trouva à côté de lui.

Il fut saigné dans le moment, et le mal disparut ; mais, environ un an après, il éprouva un engourdissement dans la jambe gauche, qui le priva tout-à-coup du sentiment et du mouvement, et qui fut rapidement suivi de la distorsion de la langue et de la lèvre inférieure. Je fus consulté seulement deux mois après l'attaque ; je conseillai de le purger, et de suite l'usage des eaux. Le lendemain de son arrivée à Aix, il prit une douche, suivie de quinze autres, qui, contre mon attente, eurent un effet si prompt, que de retour chez lui, il revint à pied de sa campagne, éloignée d'environ une lieue de la ville. La bouche resta encore, à la vérité, un peu de travers; mais les facultés intellectuelles qui avaient été lésées, étaient revenues à leur état naturel; il marchait, se promenait et jouissait d'une très-bonne santé.

OBSERVATION sur une Paralysie survenue à la suite d'un rhumatisme universel.

Un négociant, de Lyon, âgé d'environ

5o ans, d'un tempérament sanguin, et d'un caractère vif et enjoué, fut atteint d'un rhumatisme, pour lequel il employa plusieurs différens remèdes qui, bien loin de l'avoir soulagé, lui laissèrent tout le côté droit paralysé; la paupière du même côté était éraillée, la bouche torse, le sentiment de toute la partie droite et singulièrement celui de la jambe, étaient diminués à tel point que le toucher, même assez fort, n'était plus pour lui qu'une sensation vague et obtuse; les mouvemens de l'articulation du pied avec la jambe et des orteils s'exécutaient si lentement, qu'à peine paraissaient-ils sensibles à la vue. Tel était, à peu près, l'état du malade lorsque je le vis pour la première fois; cependant, ayant exigé un examen plus détaillé et plus approfondi sur tout ce qui avait précédé, j'osai promettre au malade que les eaux lui procureraient du soulagement; et le succès répondit à ma promesse, peut-être un peu hazardée. En effet, après quelques bains et seize ou dix-huit douches, la bouche et la paupière reprirent leur état naturel, la roideur de l'épine (1) diminua, et les muscles de cette partie semblaient être plus obéissans aux différens mouvemens; le sentiment dans les extrémités était revenu; il jouissait du sommeil, dont il était privé depuis long-temps, quoique parfois interrompu; et la tête, qui à peine se soutenait d'elle-même sur la colonne vertebrale, avait acquis une solidité inattendue. Enfin on peut assurer que le malade, à son départ pour Lyon, quoiqu'il ne fût venu aux eaux qu'au mois d'octobre, temps où elles ont moins de force et de vertu, avait beaucoup gagné par leur usage, autant du côté de l'embonpoint, que de celui du sentiment et du mouvement.

On doit ranger dans le nombre des maladies où les eaux d'Aix sont employées extérieurement avec beaucoup de succès, les douleurs

____

(1) Cette roideur était le symptôme dont le malade se plaignait le plus; il lui semblait d'être presque toujours appuyé sur une planche qui aurait été, pour ainsi dire, clouée sur toute la longueur et la largeur de l'épine du dos; car, lorsqu'on lui demandait comment il se trouvait: M.^r, répondait-il, *je suis sur ma planche.*

que l'on éprouve à la suite des luxations, des fractures, des foulures, ou de violentes entorses, et de celles causées par des cicatrices à la suite de grandes plaies, et où ont été intéressés les principaux nerfs; dans ces douleurs sourdes qui restent après une chute, empêchent le mouvement musculaire, le libre jeu des articulations; et généralement dans plusieurs vices locaux où il est nécessaire de résoudre la congestion des humeurs, et fortifier en même temps les parties affectées, comme dans les enkiloses et le rachitis. Ces eaux produiront aussi d'heureux effets sur les tumeurs connues sous le nom de *ganglions* (1), sans négliger cependant les autres remèdes qui pourraient aider en même temps leur action. C'est la douche qui, de préférence, est la manière dont on doit user des eaux dans tous ces cas; et comme les bras, les cuisses et les jambes sont le plus souvent les parties sur lesquelles on la prend, aucune préparation intérieure n'est absolument né-

_____

(1) Voyez les observations de Bogdan, rapportées au 3.ᵉ volume de l'histoire de l'anatomie et de la chirurgie, par M. Portal, page 58.

cessaire avant de s'y soumettre ; une seule
purgation peut suffire , et encore peut - on
hardiment s'en passer, s'il n'y a aucune indication qui paraisse l'exiger. Il n'en serait pas
de même dans le rachitis, l'enkilose et les
ganglions : dans le rachitis, on doit, avant
de passer aux eaux, avoir préalablement pris
des remèdes internes appropriés à cette maladie, les continuer en outre pendant l'usage
des eaux, en leur associant de temps en temps
des purgatifs , suivant les circonstances. Il
faut suivre la même route si l'on a des ganglions
ou des enkiloses à traiter, sur - tout si ces
deux affections reconnaissent pour cause un
épaississement de la lymphe , ou un amas
contre nature de synovie dans les articulations , ou la métastase d'une humeur quelconque, à moins qu'elle ne fût vénérienne.
Les fondans et les savonneux , alliés aux
purgatifs, sont, dans ces cas, les remèdes
propres à favoriser et hâter en même temps
l'effet des eaux.

OBSERVATION sur une Claudication causée par une tumeur qui occupait l'articulation du pied avec la jambe du côté droit.

Une jeune demoiselle de 9 à 10 ans, d'une constitution fort délicate, et dont le système nerveux était très-sensible et irritable, me fut adressée avec sa mère, pour décider si les eaux d'Aix conviendraient ou non, dans la maladie dont elle était déjà affectée à l'âge de six ans; il survint à cette demoiselle une tumeur près de l'articulation du pied droit avec la jambe : au bout de quelques mois, la tumeur, qui était du genre des indolentes, vint à suppuration, ensuite de plusieurs différens topiques que les gens de l'art avaient conseillés. Le mal fit tellement de progrès, que la malade ne pouvant plus marcher sur toute la surface de la plante du pied, était obligée de ne se soutenir que sur le bout des orteils, parce que les extenseurs du pied avaient si fort agi par la nature et les progrès du mal, que le talon était si élevé, qu'il ne pouvait plus atteindre le terrain; et qu'il ne lui était possible de marcher, même sur la pointe du pied, qu'au moyen d'une béquille.

Tel était l'état de la malade lorsqu'on me l'amena ; je la rassurai autant que je pus, ainsi que sa mère qui avait toute la tendresse que méritait cette intéressante personne : elles craignaient d'abord toutes deux que la douche et son action ne causassent des douleurs, et qu'ensuite la maladie ne devînt plus grave ; mais leur promettant, avec fermeté, que l'usage des eaux améliorerait l'état de la malade, elles partirent pour Aix.

Quelques bains simplement faits avec les eaux d'alun, la boisson de ces mêmes eaux, et le bain du bouillon sur les six heures de l'après-midi, où elle tenait le pied malade pendant environ une demi-heure, furent les préliminaires du traitement ; ils produisirent un effet si heureux, que les douleurs diminuèrent aussitôt, procurèrent un sommeil doux et calme, enlevèrent une partie de l'enflure, et amenèrent l'ulcère à un aspect très-satisfaisant et tout autre qu'il n'était.

La malade passa ensuite aux douches, dont elle redoutait si fort l'action ; les premières furent

furent légères , d'une courte durée et données sur toute l'habitude du corps , ensuite sur la partie affectée : au bout de six douches, elle fut purgée avec un doux minoratif. Dès-lors les mouvemens du pied furent déjà plus souples et point douloureux ; la malade appuyait une plus grande surface de la plante du pied à terre , et ne se soutenait que peu sur sa béquille. L'usage de la douche fut repris et continué jusqu'au nombre de vingt-cinq. A cette époque les pluies d'octobre devinrent froides et continuelles, la mère et sa fille, trouvant un amendement considérable à ce mal , se déterminèrent à partir, pour revenir l'année suivante de bonne heure, afin de guérir complètement. Je réglai un traitement seulement diététique , associé avec quelques grains de jalap sucré pris de temps en temps , pour tout remède jusqu'à leur retour.

L'année suivante la mère et sa fille revinrent aux eaux ; la malade avait un embonpoint qui annonçait la santé ; elle ne se servait plus d'appui pour marcher , ou plutôt pour courir ; le talon touchait presque en entier

la surface du terrain ; il restait encore un peu
de gonflement autour des malléoles, mais
plus d'ulcère, dont la cicatrice était ferme
et solide. Elle prit encore environ trente
douches après quelques bains ; et, avant de
quitter Aix, la mère eut la satisfaction de
voir danser sa fille dans des bals qui s'y
donnent ordinairement chaque année. J'ai su
depuis, que cette demoiselle a continué d'être
bien portante, qu'elle est devenue grande
fille, et de là mère d'un garçon, au bout
de neuf mois de mariage.

*OBSERVATION sur les accidens qui ont suivi
une chute sur l'os de la cuisse.*

Une dame de grande stature, qui avait
assez d'embonpoint, fit une chute de sa
hauteur, dans laquelle tout le poids du corps
porta sur l'os de la cuisse gauche ; la douleur
en fut si vive, qu'elle ne put se relever et
moins encore marcher. Des chirurgiens qu'elle
appela, lui donnèrent leurs soins ; mais six
mois et plus s'étant écoulés sans que sa situation
se fût améliorée, souffrant toujours et mar-

chant difficilement, on lui conseilla les eaux.
Elle y vint ; et m'étant rencontré à Aix à
son arrivée, elle me consulta et me pressa
de lui dire mon sentiment sur son état : il
est susceptible de soulagement, lui dis-je,
et lui assurai que les douches, étant le seul
remède à son mal, la mettraient bientôt dans
le cas de ne pas souffrir et de marcher avec
plus d'aisance. Cette malade se servait de
béquilles, et dans les divers mouvemens de
la cuisse, qui d'ailleurs était considérablement
enflée, elle éprouvait des douleurs étonnantes
dans le genou. Après quatre douches consécutives elle abandonna ses béquilles, et
parvint à marcher assez aisément sans autre
secours que celui d'une simple canne. Après
en avoir pris jusqu'au nombre de vingt, elle
ressentait encore quelques douleurs dans le
haut de la cuisse ; mais c'était seulement
dans les changemens de temps, ou lorsqu'elle
était obligée d'élever beaucoup cette partie.
Il y a tout lieu de présumer que dans
cette chute, le grand trochanter fut vivement
froissé, et que la tête de l'os, repoussée
violemment, produisit une contusion dans

toutes les parties qui composent cette articulation, et qu'il en résulta une phlogose
dans les solides, extravasation des sucs, et
tous les symptômes que doit occasionner une
semblable cause. Il ne fallait donc pas moins
que la vertu incisive et fortifiante des eaux
d'Aix, pour emporter et détruire tous les
différens maux qu'a soufferts la malade par
cette chute.

OBSERVATION sur un coup qui porta sur le
crâne, et occasionna plusieurs symptômes
graves.

Un maçon âgé de 40 ans, très-vigoureux,
actif et d'un tempérament bilieux, reçut, en
travaillant de sa profession, un coup sur la
tête par la chute d'une poutre qui porta sur
l'union de l'os coronal avec le pariétal du
côté gauche. Cet homme tomba, et resta
quelque temps étourdi et sans connaissance.
On lui donna quelques secours qui rappelèrent
ses sens ; mais la commotion avait été telle,
que même dans ce dernier état, il ne savait
ni où il était, ni ce qu'il disait, ni ce qu'il

faisait. Environ deux heures après cet accident,
il eut le courage de revenir seul à la ville,
dont il était éloigné d'environ trois quarts-
d'heure. Etant rentré dans sa maison , et
d'après un récit confus de son événement,
on fit appeler un chirurgien, qui le saigna
d'abord deux fois du bras, et une fois du
pied ; il fut mis à une diète rigoureuse, il
prit quelques lavemens, et on lui donna une
boisson légèrement vulnéraire. Après avoir
examiné la partie du crâne frappée, le
chirurgien ne put découvrir aucune lésion,
pas même de contusion, qui sans doute n'a-
vait pas eu lieu à cause de la prodigieuse
quantité de cheveux forts et épais, dont sa
tête était couverte.

On me fit appeler dans cette circonstance,
je le trouvai dans un assoupissement dont il
ne se réveillait quelquefois que pour entrer
dans une agitation étonnante du bras et de
la cuisse du côté droit, et se frottant sur-tout
avec beaucoup de vivacité et de force les
parties naturelles. Cette agitation et l'assoupissement se succédaient d'un à l'autre ; le
malade avait presque toujours les yeux fermés;

il répondait très-peu aux questions qu'on lui faisait, ou, lorsqu'on le pressait, ses répon‑ ses étaient vagues, confuses et nullement conformes à ce qu'on lui demandait.

Je prescrivis, dans cet état, et dans le même jour, deux lavemens purgatifs, et le lendemain un vésicatoire sur le lieu même de la percussion, et un à chaque jambe. Ces secours lui firent recouvrer la parole, la connaissance, et tout parut aller beaucoup mieux, excepté le bras gauche, la cuisse et la jambe du même côté, qui étaient affectés de stupeur, et comme paralysés, sur‑tout dans les mouvemens de ces parties. Le ma‑ lade, parvenu à l'état qui vient d'être exposé, ne rapportait qu'au front seul les douleurs qu'il éprouvait; et ce fut alors et pour cet objet que je lui conseillai d'aller à Aix pour user des eaux. Il prit seulement six bains des eaux de soufre, autant pour assouplir un peu sa peau, que pour en nettoyer la surface, qui n'avait peut-être jamais été mouillée que de la sueur causée par les travaux de son métier. Après ces six bains, il passa à la douche, qu'il reçut particulièrement sur celles

des extrémités supérieures et inférieures qui
étaient affectées. Quand il en eut pris une
dizaine, même assez fortes et d'une plus
longue durée qu'à l'ordinaire, il me fut dit
qu'il était mieux, soit du côté du moral,
soit de celui de cette douleur qu'il rapportait
au front. Les douches lui avaient procuré
des sueurs très-profuses, et en même temps,
ce qui est assez extraordinaire, des urines
très-copieuses, dans lesquelles on observait
un sédiment couleur de brique. Les mouvemens du bras et de la jambe malades s'exécutaient avec beaucoup de facilité; il marchait librement, et se soutenait long-temps
sur cette dernière partie, sans éprouver ni
faiblesse ni fatigue; et lorsqu'il se vit dans
cette situation, il s'écria : *je monterai encore
sur les échafauds, et jouerai encore de la
truelle pour nourrir ma femme et mes enfans.*
Cependant, craignant qu'il ne se fût fait
quelque stase lymphatique dans le lieu frappé
et sur lequel on avait appliqué le vésicatoire,
je conseillai de lui donner trois à quatre
douches par aspersion, et seulement sur cette
partie de la tête; elles lui procurèrent une

sueur abondante dans toute la périphérie du crâne, et en même temps une expulsion copieuse d'une morve verdâtre par les narines, qui dura encore quatre à cinq jours après avoir totalement cessé l'usage des eaux. Dès ce moment le malade fut parfaitement rétabli, et, ainsi qu'il l'avait dit, reprit en ville les occupations de son métier, qui avaient failli lui coûter la vie.

OBSERVATION *sur les suites d'une fracture et luxation à la jambe gauche.*

La fille d'un conseiller au ci-devant bailliage de Montbrison, âgée de 20 à 21 ans, fit une chute, dans laquelle le péroné fut fracturé dans son milieu, et en même temps luxé avec l'astragale. Quoique la jeune personne eût été traitée suivant les règles de l'art, le pied et la jambe étaient restés faibles et très-œdemateux ; elle boitait avec beaucoup de peine, et ressentait souvent des douleurs très-vives dans cette partie. Après avoir employé plusieurs moyens, elle vint aux eaux d'Aix, ne se flattant pas même d'y trouver du soulagement, parce que leurs vertus étaient, à ce qu'elle disait, peu connues dans son pays. Mais quelle fut sa surprise, lorsque, seulement après la première douche, l'enflure diminua tout-à-coup, et qu'elle boita avec beaucoup plus d'aisance et moins de douleur! Elle continua, pendant 18 à 20 jours consécutifs, à prendre la douche, dont le succès accélérait sa guérison à vue d'œil. Bien déterminée à revenir l'année suivante, elle partit dans un état absolument différent de celui où elle était avant, et sans contredit bien propre à persuader ses compatriotes, du degré éminent d'efficacité que possèdent nos eaux dans de semblables cas.

OBSERVATION sur une Roideur et sur des Douleurs ensuite d'une contusion sur toute la longueur de la jambe.

Un capitaine de cavalerie fit une chute dans laquelle son cheval lui tomba sur l'articulation de la jambe avec le pied, il éprouva une contusion qui s'étendit jusqu'au genou. Tous les ligamens de l'une et l'autre jointure avaient été si violemment meurtris, qu'il souffrait constamment de très-vives douleurs, sur-tout aux moindres changemens de temps; les muscles de la jambe avaient été tellement froissés, qu'ils n'avaient jamais repris leur force naturelle. Il vint à Aix, il mit, chaque jour pendant demi - heure, toute la jambe jusqu'au-dessus du genou, dans le bouillon; et en sortant de là, il prenait une douche sur toute l'étendue de la jambe et du pied. Au bout de trois semaines de l'usage de cette méthode, il se sentit soulagé, éprouva moins de douleurs, et marcha avec beaucoup plus de facilité. Cependant, les douleurs, à son grand étonnement, s'étant renouvelées environ huit jours après avoir cessé les eaux, il fut rassuré lorsqu'on l'eût prévenu que cet effet arrivait souvent quelque temps après la cessation des douches, mais qu'elles diminuaient ensuite peu à peu, et disparaissaient entièrement: ce dont il fut convaincu par sa propre expérience, après avoir séjourné à Aix pendant plus d'un mois.

OBSERVATION sur une Fracture de la rotule.

Un lieutenant d'un régiment au service de France et de garnison à Grenoble, fit une chute dans laquelle il se fractura la rotule en cinq à six pièces, dont deux étaient assez écartées l'une de l'autre. On rémédia à cette fracture; et le malade, après avoir gardé le lit pendant environ 25 à 30 jours, ne marchait encore que très - difficilement, et ne pouvait fléchir ni étendre librement la jambe; il lui restait une enflure tout autour du genou, qui, l'obligeant à le porter toujours à crochet, le gênait infiniment, sur-tout lorsqu'il était obligé de se ténir debout pendant quelque temps. On lui conseilla, pour guérir radicalement, d'aller prendre la douche aux eaux d'Aix. Il y vint en deux différentes reprises; mais, à la première, ce fut avec tant de précipitation, qu'il prenait jusqu'à cinq douches dans le même jour, et partit au bout de 6 à 7 jours, sans avoir obtenu aucun soulagement. Cependant, inquiet sur son état, marchant toujours difficilement et avec douleur, il revint peu après, usa des eaux avec beaucoup plus de soins et de précautions, et pendant un assez long temps, au bout duquel il fut complètement guéri, marchant avec aisance, et sans aucune apparence d'enflure dans la partie. Il quitta pour toujours la canne, dont il ne pouvait se passer auparavant, et dansa même, à son retour des eaux, plusieurs allemandes à Chambéry.

Cette observation fait naître deux réflexions principales : le première est que sans doute après sa chute, le malade, par un mouvement naturel à tous les hommes, pour s'assurer s'il avait quelque membre cassé, avait contracté les muscles extenseurs de la jambe, dont l'action amena vers la cuisse quelques-unes des portions fracturées. La seconde, que la cure radicale de cette fracture prouve, contre l'opinion de plusieurs chirurgiens, et notamment contre celle d'Ambroise Paré, que les malades, lorsqu'ils en sont guéris, ne restent pas toujours boiteux, et qu'elle n'est donc pas incurable, malgré le gonflement des parties voisines, et l'épanchement des sucs qui surviennent dans ces cas. L'expérience n'est donc pas toujours d'accord avec le senti-ment même des grands hommes, et sur-tout des anciens : c'est dans les progrès que la science a faits que l'on doit en chercher la raison, puisque si, d'après l'autorité des au-teurs, on n'eût point tenté, dans cette cir-constance, à rémédier aux suites de cette fracture par le secours des eaux thermales, ce brave militaire aurait été estropié pour le reste de sa vie, et privé pour toujours de la gloire attachée à son état pour la défense de la patrie.

OBSERVATION sur une Fracture de la jambe en plusieurs parties.

Le nommé Joseph, garçon d'écurie à la poste d'Aiguebelle, sur la route de Turin, conduisait, dans une descente assez rapide, une voiture attelée de deux chevaux, dont l'un prit le mors aux dents, et le jeta à terre; les chevaux et les roues de la voiture lui passèrent sur la jambe, et la brisèrent tellement, que plusieurs esquilles d'os traver-sèrent les tégumens; il survint une abondante hémorragie, et une échimose considérable couvrait toute la jambe ; il était dans un si pitoyable état, que le chirurgien qui fut appelé, désespérant, au premier aspect, de pouvoir conserver la jambe, en proposa d'abord l'amputation ; le malade ne voulant pas y consentir, on fut obligé, dans la réduction et dans la suite du traitement, d'emporter plusieurs pièces osseuses que la suppuration amenait à l'ouverture des plaies. Le malade, après six mois environ, commença à marcher à l'aide d'un bâton ; il boitait et souffrait toujours beaucoup ; outre que la jambe était restée difforme, elle présentait encore un engorgement considérable. Il a vécu dans cette triste situation, pouvant à peine se traîner, pendant trois ou quatre ans : au bout de ce temps je fus appelé pour un malade dans l'endroit qu'il habitait ; il me montra sa jambe, me raconta son aventure, et me demanda s'il n'y aurait pas moyen de guérir. Le seul, lui dis-je, que je connaisse, est l'usage des eaux d'Aix ; et je lui prescrivis en même temps la manière dont il devait les prendre. Comme c'était précisément alors la saison des eaux, il se mit un jour derrière une voiture pour y arriver (car il lui aurait été impossible de venir à pied). Il exposa d'abord sa jambe au bouillon deux fois par jour, pendant douze jours consécutifs; cette espèce de bain diminua aussitôt ses douleurs, rendit la partie beaucoup plus souple, et la démarche plus aisée. Cette préparation fut suivie de plusieurs douches sur la partie; elles en emportèrent presque l'engorgement, et rendirent la jambe malade, à peu de chose près égale en grosseur à la saine. Le malade fut si content et si surpris d'un changement aussi avantageux, qu'il voulait s'en retourner à pied : je le lui défendis expressément, lui conseillai même de garder un grand ménagement pour cette jambe, d'y faire de temps en temps des fomentations aromatiques, jusqu'à l'année suivante, et de revenir aux eaux. Il y revint en effet à pied avec beaucoup d'aisance (on compte 8 fortes lieues d'Aiguebelle à Aix); il suivit la même méthode que l'année précédente, et a marché dès-lors sans aide, avec la même facilité qu'auparavant, à la difformité près de la jambe, impossible de corriger, vu la déperdition de substance qu'elle avait éprouvée.

OBSERVATION sur un Rachitis guéri par la douche.

La fille d'un procureur, âgée de 12 à 14 ans, se plaignait depuis long-temps d'une pesanteur et d'une difficulté à marcher, qui la contraignaient à garder le repos au point qu'on ne pouvait la déterminer à se mouvoir, ni par prières, ni par menaces. Son père, inquiet de cet état, me pria de la voir; et après l'examen que j'en fis, il ne fut pas difficile de reconnaître à la tuméfaction des extrémités de la plupart des os, sur-tout aux articulations du pied, du genou et du poignet, que cette fille était nouée. Je prescrivis d'abord un purgatif, et la mis ensuite à l'usage d'une tisanne faite avec la racine de garence, et d'un bol pris matin et soir, composé de savon, de la terre foliée du tartre, de rhubarbe et d'un extrait amer. Elle usa de ces remèdes pendant deux mois environ

environ avec assez de succès, ayant soin de la purger tous les dix jours. Au bout de ce temps les jointures étaient plus souples , la malade ne dandinait plus en marchant, et les extrémités des os affectés avaient beaucoup perdu de leur tuméfaction. Je proposai de l'envoyer à la douche, dans la vue que ce secours donnerait de la consistance à la tête des os , les fortifierait, et s'opposerait à un plus grand ramollissement. En effet, l'expérience confirma mon avis; car la douche, prise sur toutes les articulations malades pendant 24 jours de suite, les rendit plus fortes, dissipa totalement la tuméfaction des os et les rétablit dans leur état naturel. Dès-lors la demoiselle devenue nubile, a toujours joui de la meilleure santé, et n'a plus apperçu le moindre vestige de cette maladie si fâcheuse, sur-tout pour un sexe qui périt souvent par ce vice, dans l'accouchement, avec l'enfant auquel il donne le jour, ou ne produit que des êtres mal conformés et souffrans pendant le reste de leur vie.

La douche des eaux d'Aix a souvent

emporté des douleurs de tête opiniâtres et des surdités, principalement quand elles sont récentes et occasionnées par la répercussion de quelque humeur cutanée dont le siège était à la tête. L'observation suivante est, à ce sujet, une des mieux caractérisées; mais il faut que le doucheur, dans ce cas, injecte les eaux dans le conduit externe des oreilles du malade: la percussion de la douche, la chaleur des eaux et les substances minérales qu'elles contiennent, ramollissent et déplacent l'humeur qui cause la maladie. Cette espèce d'injection humecte et facilite la sortie du cérumen amassé et endurci, qui, bien souvent, est une autre cause de cette affection.

OBSERVATION sur une Surdité.

Un garçon perruquier, âgé de 25 ans, faisant son tour de France, excédé de fatigue par la longueur de sa route et par une chaleur accablante, se repose à l'ombre et se couche sur l'herbe encore humide; il s'y endort pendant plus d'une heure; mais quelle fut sa surprise lorsqu'à son réveil il sent un

bourdonnement dans les oreilles, et s'apperçoit
qu'il est absolument sourd de celle sur laquelle
il s'était endormi. Il se lève promptement,
et se hâte d'arriver à Lyon pour y chercher
du secours. Il consulte : on lui conseilla d'abord
des saignées du pied, des fomentations et des
vésicatoires ; tout fut sans aucun succès. Le
désespoir et la crainte de ne pas guérir le
jettent dans l'abattement et la tristesse ; et,
après deux mois de traitement, il quitte
cette ville pour venir à Chambéry. On me
l'adressa ; et m'ayant fait le détail de sa
maladie et des remèdes dont il avait usé,
je l'envoyai aussitôt à Aix prendre la douche
sur la partie affectée, je le consolai et je
lui promis qu'il guérirait. En effet, après
une quinzaine de jours, je vis revenir mon
homme, d'une gaieté et d'une satisfaction
sans égales, qui me dit qu'à la quatrième
douche sa surdité s'était entièrement dissipée ;
qu'il avait l'ouie de cette oreille aussi fine que
de l'autre, et qu'il allait prôner par-tout les
merveilleux effets de ces eaux.

On obtient encore des succès très-heureux

des eaux d'Aix en bains et en douches, contre les obstructions, les tumeurs et les empâte-mens des viscères du bas-ventre, pourvu cependant qu'elles ne soient pas très-anciennes, ou compliquées avec la fièvre. J'en citerai trois cas à peu près semblables, dont je ne ferai qu'une seule observation.

OBSERVATION sur des Obstructions.

Trois personnes, dont l'une, ancien commandeur de Malthe, et les deux autres, militaires, étaient atteintes d'obstructions bien caractérisées, dans les viscères du bas-ventre. Après avoir usé de plusieurs remèdes, ils vinrent à Aix, de l'avis de leurs médecins respectifs. L'un des trois avait depuis long-temps la rate si fortement obstruée, qu'elle occupait toute l'hypocondre gauche, et s'étendait même jusque près du nombril. Le foie, chez les deux autres, était l'organe malade; l'un, à la suite d'une jaunisse invétérée, et l'autre, d'après un régime vicieux très-ancien, et des digestions encore plus vicieuses. Tous trois, dans un état pitoyable, éprouvaient

les différens symptômes attachés à ces maladies: ils commencèrent par prendre chacun
quinze bains, et burent en même temps,
chaque matin, environ deux livres des eaux
de soufre ; ensuite ils prirent, sur les viscères affectés, des douches légères, soit pour
la force, soit pour la durée ; et s'en étant
bien trouvés, leurs médecins jugèrent convenable de les faire continuer jusqu'au nombre
de vingt. Mais leur état s'améliorant chaque
jour, ils décidèrent d'en augmenter encore
le nombre, la durée et la force.

Enfin, des selles abondantes, glaireuses, et
des urines fréquentes déposant un sédiment
copieux et briqueté, procurèrent un succès
si complet, qu'ils quittèrent Aix, jouissant
de la meilleure santé ; et d'après une recher-
che très-scrupuleuse, on n'apperçut plus
aucune espèce d'engorgement dans les viscères malades.

Les eaux d'Aix, comme la plupart des
eaux sulfureuses, sont sur-tout d'une efficacité merveilleuse contre la plus grande partie
des maladies de la peau. J'en ai vu quelques-

tilles ; très-anciennes et d'une telle opiniâtreté qu'après avoir résisté au traitement le plus méthodique et le mieux dirigé, elles ont été radicalement guéries par leur usage. Dans les affections de ce genre, il faut en user avec exactitude et pendant un temps assez long; car on ne doit pas se flatter d'emporter de semblables maux au bout de quelques jours, le plus souvent fixés d'après l'idée des malades, ainsi que l'imaginent la plupart de ceux qui viennent à Aix, et qui ne font ordinairement alors qu'effleurer, pour ainsi dire, la cause de leurs maux. Je puis citer, à cette occasion, la guérison suivante.

OBSERVATION sur une Éléphantiasis.

Un étranger me fut adressé de Marseille pour être dirigé dans l'usage des eaux. Cet homme, tout à la fois confiant à mes conseils et constant dans leur usage, était atteint de l'*éléphantiasis*, maladie cutanée rare, que l'on a quelquefois confondue avec la lèpre; et qui, d'après le sentiment des meilleurs auteurs, en diffère cependant sous

plusieurs rapports. Il arriva à Chambéry
ayant les extrémités inférieures boursoufflées,
les tégumens diaphanes, offrant une couleur
hideuse, couverts d'écailles et accompagnés
d'un prurit si fatigant, qu'il était totalement
privé du sommeil depuis très-long-temps, et ne
paraissant pas d'ailleurs être aussi malade qu'il
l'était réellement. J'avoue que je n'avais jamais
vu cette maladie, au reste peu commune,
sur-tout dans ce pays, et je ne la reconnus
qu'après plusieurs questions faites au malade,
suivies d'un examen très-approfondi, et aidé
de la description qu'en ont donnée les praticiens qui l'ont observée. Mon diagnostic
étant à peu près établi, je n'hésitai pas de
l'envoyer aux eaux, et lui conseillai de les
prendre en boisson, bains et douches des
eaux de soufre, au moins pendant environ
deux mois. Au bout de 15 jours de leur
usage, les jambes étaient déjà sensiblement
désenflées, le prurit plus supportable, et la
chute des écailles assez proportionnée à une
diminution des autres symptômes, évidemment due à la moiteur légère des extrémités
malades, qu'avait excitée l'action des eaux,

sur-tout aux pieds , moiteur que le malade
n'avait pas éprouvée depuis plus de dix ans
qu'il était affecté de cette maladie , malgré
tous les remèdes qu'on avait employés. Dès-
lors je fis continuer avec la plus grande
exactitude le même traitement , à l'exception
des bains, qui, au lieu d'être préparés avec
les eaux de soufre, ne le furent plus qu'avec
celles d'alun, afin de donner un peu plus de
ressort à la peau, déjà très-disposée au relâchement par la nature de la maladie, et
procurer, par la boisson des eaux de soufre
et la douche, une diaphorèse plus abondante.
L'effet succéda heureusement à cette variation
dans l'usage des eaux ; une moiteur assez
profuse couvrit dès - lors chaque jour toute
l'habitude du corps; et le malade ayant son
linge presque toujours mouillé, était obligé
d'en changer plusieurs fois dans le jour,
d'autant plus encore que cette moiteur exhalant une odeur fétide, pouvait à peine être
supportée même par le malade, et moins
encore par ceux qui l'approchaient pour le
servir. Cette évacuation se soutint, à peu près
de la même manière, pendant plus des deux

mois convenus; tous les symptômes de cette affreuse maladie disparurent, le malade reprit son ancien état de santé, qu'il avait perdu, disait-il, depuis plus de 12 à 15 ans; il s'opéra sur-tout dans les extrémités inférieures un tel changement, que lui-même ne les reconnaissait plus. Je le purgeai pour terminer la cure, et il partit pour aller faire voir à ses compatriotes le miracle surprenant qu'avaient opéré chez lui les eaux thermales d'Aix.

Sans doute ces eaux seraient encore bien plus efficaces dans ces maladies, si, pour en retirer tout l'avantage dont elles sont susceptibles, on prenait les bains à la source même, ou tout au moins dans un bain de vapeurs, puisque c'est dans leur gaz que gît leur principale vertu.

On a encore vu réussir les eaux dans des cas de stérilité, et sur-tout lorsqu'elle paraît dépendre d'une constitution délicate et très-sensible. Je pourrais citer à ce sujet l'observation suivante.

OBSERVATION sur une Stérilité.

La femme d'un intendant des finances, dont le corps présentait un physique svelte et agréable, mais dont le genre nerveux était extrêmement aisé à émouvoir, s'était mariée à 16 ans, et en avait déjà 25, sans être devenue mère ; elle désirait ardemment de le devenir, jouissait d'ailleurs, ainsi que son mari, d'une bonne santé et de tout ce qui pouvait les rendre heureux, s'ils avaient pu avoir un enfant ; elle était même fort étonnée, disait-elle, de n'en pas faire comme les autres femmes. On lui conseilla un voyage à Chambéry pour changer d'air ; on lui parla en même temps des eaux d'Aix, comme d'un moyen qui pourrait bien remplir ses désirs. Je fus consulté à ce sujet, je n'hésitai pas de l'y envoyer. Elle prit d'abord quelques bains, et chaque jour un lavement des seules eaux d'alun, à la suite desquels je lui fis donner la douche sur toute la région lombaire, sur l'os sacrum et les parties environnantes ;

elle buvait également trois à quatre verrées,
chaque matin, des mêmes eaux. Au bout
d'un mois de ce traitement, elle gagna un
embonpoint sensible qui l'étonna, et ses
règles qui, pour l'ordinaire, étaient plus
abondantes et d'une durée plus longue que
ne paraissait le comporter son tempérament,
coulèrent en moindre quantité et pendant
un temps plus court. Je lui annonçai que
tous ces changemens étaient d'un présage
heureux pour devenir enceinte. Elle partit
d'Aix, rentra chez elle, et neuf mois environ
après son retour des eaux, accoucha d'un
gros garçon, à sa grande satisfaction et à
celle de toute sa famille, et, ce qu'il y eut
de plus singulier, sans avoir éprouvé la plus
légère incommodité pendant tout le temps
de sa grossesse.

A la suite de l'observation sur les obstructions, dans laquelle on a vu la douche
avoir été utilement donnée, pour des maladies internes, immédiatement sur la partie
affectée, je pourrais ajouter encore deux
autres cas d'une nature toute différente, où

la douche, employée de la même manière, a eu un succès pareil: l'un est une hydropisie ascite, à la vérité sans fièvre, radicalement guérie par la douche, que je fis donner, pendant 12 à 15 jours, sur toute l'étendue du bas-ventre, avec un cornet plus long et d'un calibre plus étroit que ceux dont on se sert ordinairement, afin d'en augmenter la force. Ce remède fut suivi, les premiers jours, d'une sueur des plus abondantes, avec une diminution sensible dans le volume du ventre; cette évacuation, qui se supprima sans cause apparente, fut ensuite remplacée par un flux copieux et continuel d'urines bourbeuses qui achevèrent la guérison.

L'autre est un cas d'écrouelles en partie ulcérées, dont le siège était dans les glandes du cou, guéries par la boisson, les bains et la douche des eaux, prise sur les tumeurs même. Le malade avait auparavant usé, pendant quelque temps, de plusieurs remèdes fondans, on avait même fait tout autour des ulcères, quelques frictions mercurielles, sans que tout ce traitement eût diminué son mal, qui fut radicalement emporté par la douche (1).

OBSERVATION sur une Anasarque que l'on regardait comme désespérée.

Un jeune homme de 20 ans, d'une assez bonne constitution et d'un tempérament sanguin, fut atteint d'une fièvre aiguë inflammatoire, après une partie de chasse longue et très-fatigante. Il fut saigné trois fois dans le début de la fièvre, autant eu égard à sa violence, qu'à son âge et à son tempérament. On lui administra un vômitif en lavage après les saignées, et ce vômitif fut suivi d'un minoratif doux. Un régime sévère, des boissons abondantes et rafraîchissantes furent mis

(1) On lit dans le tome 6.ᵉ des prix de l'académie royale de chirurgie de Paris, une dissertation de M. Bordeu, qui rapporte des observations d'écrouelles guéries par les bains et douches des eaux de Baréges dont les vertus ont beaucoup d'analogie avec celles d'Aix: j'avoue franchement que c'est d'après la lecture de ces observations, que j'en conseillai l'usage dans le cas dont il est ici question.

en usage pendant le cours de cette fièvre, qui s'étendit au-delà du 30.e jour.

Dès cette époque, le malade entra en convalescence qui fut aussi longue, à proportion, que l'avait été sa fièvre. Il eut beaucoup de peine à se rétablir, et ne reprit que difficilement l'appétit et les forces, malgré quelques remèdes stomachiques et une nourriture analogue qui lui furent prescrits. Lorsqu'il commença à se lever, il ne restait guère que 2 à 3 heures assis sur un fauteuil, et demandait souvent à rentrer dans son lit plutôt qu'on ne voulait, disant que ses forces ne lui permettaient pas de rester plus longtemps levé. Au bout de 4 à 5 jours, on observa une enflure œdémateuse autour des malléoles, qui augmentait en proportion progressive de la longueur du temps qu'il était hors du lit. Cette enflure, qui se manifeste assez communément après de longues maladies, n'inquiéta pas d'abord; mais on remarqua cependant qu'elle faisait des progrès assez rapides, qu'elle gagnait les jambes, les cuisses et les bourses, et menaçait d'une leucophlegmatie universelle.

Pour arrêter la marche aussi prompte que
dangereuse de cette maladie, on tenta vai-
nement les purgatifs réitérés, les apéritifs,
les diurétiques les plus actifs, les sudorifiques,
les frictions sèches, les toniques et plusieurs
autres remèdes qui paraissaient très-appropriés.
Aucun des moyens employés ne produisit le
plus petit succès; le jeune homme tomba
dans l'anasarque, et cette affection chronique
fut regardée comme désespérée.

Je fus consulté dans cette circonstance; on
m'envoya un mémoire très - long et très-
circonstancié, dont ce que je viens d'exposer
est un précis. Je répondis qu'il fallait amener
le malade aux eaux d'Aix pour y prendre
la douche. Ce moyen parut extraordinaire
et contre-indiqué aux gens de l'art qui lui
donnaient des soins. On me fit part de leurs
objections; je tins ferme; et, fort de mon
idée, je répondis que, puisqu'ils avouaient
que le cas était désespéré, il fallait alors
suivre le conseil du prince de la médecine,
Hippocrate, qui dit, dans un de ses apho-
rismes, *extremis morbis, extrema remedia;*
et dans un autre, *melius est anceps experiri*

remedium quàm nullum. Je m'appuyai sur le génie et l'expérience de cet homme divin, comme sur une colonne inébranlable.

Le jeune homme arriva, je le vis; et lui trouvant encore assez de forces vitales pour supporter, suivant moi, l'action de la douche, j'osai promettre un succès heureux. En effet, il passa de suite à ce remède sans aucune préparation; et au bout de cinq à six douches générales que le malade soutint à merveille, il survint un flux abondant d'urines qui étaient à peine colorées et qui commencèrent déjà à diminuer l'enflure dans les extrémités inférieures. Jusque-là il n'avait point encore usé des eaux en boisson; et n'étant pas même, à cette époque, nullement pressé par la soif, d'après l'effet des douches, je conseillai d'en continuer l'usage avec confiance, et d'y ajouter celui de la boisson d'une pinte des eaux d'alun.

Ce traitement fut ainsi suivi jusqu'au nombre de vingt douches sans interruption; les urines coulèrent constamment et en telle quantité, que, par leur augmentation journalière, elles ramenèrent l'appétit, le sommeil et les forces comme dans la plus parfaite

santé

santé ; l'anasarque se dissipa entièrement, et le tissu cellulaire ayant repris son ton et son énergie, le malade retourna dans ses foyers, complètement rétabli, à la grande surprise de ses médecins, à la très-grande satisfaction de ses parens, d'autant plus que le volume de son corps était revenu à ce qu'il était avant le développement de sa fièvre.

OBSERVATION sur une Dyssenterie chronique, accompagnée de fièvre lente.

Une fille d'Allevard, département de l'Isère, âgée de 24 ans, d'un tempérament cacochyme, et d'une constitution frêle et délicate, vint me consulter pour une dyssenterie dont elle était atteinte depuis plus d'une année; elle avait toujours été mal réglée, soit eu égard à la quantité de sang qu'elle perdait ordinairement, soit quant aux différens périodes de cet écoulement, qui avait totalement disparu depuis l'attaque de la dyssenterie. Après un soigneux examen de son état, je trouvai son pouls fébrile et presque éteint, accompagné d'une maigreur universelle, qui approchaît du marasme, et d'un dégoût pour la plupart des alimens. Elle ne désirait boire que de l'eau pure; et de la grande quantité de remèdes, disait-elle, dont on lui avait fait user, l'eau était la seule chose qui parût la soulager. Je vis à différentes fois les matières qu'elle rendait par les selles, qui se présentaient toujours mêlées de sang et de glaires, avec une apparence puriforme; cependant elle n'éprouvait pas de grandes douleurs chaque fois qu'elle les rendait.

Dans cet état de dépérissement qui ne lui permettait pas de soutenir l'effet des remèdes appropriés à cette maladie, et ne sachant trop que lui conseiller avec quelque efficacité, je m'attachai à la seule indication de l'eau, qu'elle m'avait dit adoucir un peu son mal; me conformant dans ce cas à l'aphorisme d'Hippocrate, *à juvantibus et ledentibus desumuntur indicationes*, je lui prescrivis, pour tout moyen, d'aller à Aix boire les eaux d'alun, de la manière dont je le lui indiquerais. Elle y consentit; mais, avant de partir, je crus convenable de lui faire prendre un verre d'un infusion à froid pendant 24 heures, d'une dragme de rhubarbe concassée, et autant de crême de tartre soluble. Ce remède parut diminuer la fréquence des selles et le sang dont elles étaient mêlées.

Elle partit le lendemain pour Aix; je lui recommandai de ne boire que les seules eaux d'alun, et à la source même, en commençant par trois verrées, et mettant demi ou trois quarts-d'heure d'intervalle entre chaque verrée, dans la supposition qu'elles passeraient facilement; de les prendre sur-tout le matin à jeun; de s'en tenir à ces trois verrées pendant 4 à 5 jours, à moins qu'elle ne s'en trouvât incommodée; de ne se laisser principalement influencer par qui que ce fût (car à Aix il y a tant de conseillers et de médecins parmi les femmes, les releveurs de bains, les doucheurs et même les porteurs); et au bout de 4 à 5 jours, d'augmenter le nombre des verrées, d'une ou de deux, en supposant toujours que les précédentes eussent bien passé, et que les urines fussent rendues à proportion; de se tenir à cette dernière dose encore pendant le même nombre de jours, et que dès-lors elle rétro-

graderait, en diminuant, soit pour les verrées, soit pour le temps, en même proportion qu'elle les avait augmentées.

Cette malade, à qui j'avais prescrit en même
temps un régime convenable à sa maladie,
suivit mon conseil avec la plus scrupuleuse
exactitude; et ayant bu ainsi ces eaux pendant 25 jours consécutifs, se trouva radicalement guérie. Elle revint fraîche, avec un
bon coloris, de l'embonpoint, et les selles
réduites à leur état naturel, sans ressentir
aucune douleur; elle ne quitta Aix, à ce qu'elle
m'assura, où elle serait encore restée quelques
jours, que parce que ses règles lui étaient sur-
venues, à son grand étonnement, et plus encore
au mien, qui ne m'attendais pas à un aussi
prompt et aussi heureux effet. Cette fille,
rentrée chez elle, s'est mariée; elle vint me
voir sur la fin d'une grossesse qu'elle disait
être heureuse, et n'ayant souffert aucune
indisposition quelconque depuis son retour
d'Aix.

OBSERVATION sur une Chlorose chronique,
causée par une tumeur à la région hypogastrique.

Une jeune fille âgée de 22 ans, qui présentait une constitution entièrement cachec-
tique, et dont le coloris était d'un jaune
verdâtre, vint à moi pour être guérie, me
dit-elle, d'un mal qu'elle avait depuis plusieurs années, survenu ensuite d'une frayeur
que lui fit une vieille femme qui passait dans
son canton pour être sorcière. Dans le moment
de cette frayeur, cette jeune personne avait
ses règles pour la première fois, et n'était
alors âgée que de 16 ans. Cette suppression,
qui datait environ de 6 ans, lui avait laissé
le ventre fort gros et aussi élevé que celui
d'une femme enceinte de 6 à 7 mois.

Quoique je fusse à peu près certain que
cette fille ne l'était pas, autant par la naïveté
du récit de son mal, et d'après toutes les
questions que je lui fis, que par l'aspect
maladif que m'offrait l'habitude de son corps,
j'exigeai cependant qu'elle fût visitée, ce à

quoi elle se refusait opiniâtrément, par pudeur et ne croyant pas cet examen nécessaire. J'insistai avec fermeté, en lui disant que je ne devais ni ne pouvais rien lui conseiller, sans cette précaution; qu'elle n'avait qu'à se retirer et aller consulter quelqu'autre personne de l'art. Enfin, après avoir réfléchi pendant quelques minutes, ennuyée sans doute de son état, elle y consentit.

Je trouvai toute la région au-dessus du pubis, empâtée, élevée, faisant une espèce de dôme, et d'une consistance assez renitente au tact et à la pression, qui ne lui causaient pourtant aucune douleur. Il n'est pas probable que le corps seul de la matrice me présentât tous ces signes, parce qu'à cet âge, et sur-tout dans les femmes qui n'ont pas fait des enfans, ce viscère est d'un très-petit volume, et quitte d'ailleurs difficilement le petit bassin; mais ici tout le tissu cellulaire et tout le système lymphatique des environs étaient certainement engorgés et obstrués. La malade était sans aucun appétit, ne désirait que des alimens bien acides ou très-salés, quelquefois même elle mangeait tout le sel de cuisine

qu'elle pouvait attraper sans qu'on s'en ap-
perçût; et avait en général tous les symptômes de cette maladie portés à un très-haut
degré, ainsi que cette petite fièvre appelée
chlorotique ou *febris alba*, qui termine pour
l'ordinaire les jours de ces infortunées, plus
promptement dans la campagne que dans
les villes. Enfin le diagnostic de son état
me détermina à lui prescrire le traitement
suivant :

Un bol de 25 grains d'ipécacuanha, pour
nettoyer les premières voies et donner une
secousse à la stagnation des humeurs ; le
lendemain une purgation avec une once de
sel de Canal dans une verrée de bouillon de
viande léger et bien dégraissé. Après ces deux
remèdes préparatoires, qui produisirent de
bons effets, je ne vis pas de moyens plus
efficaces pour détruire cette tumeur empâtée,
que l'usage des eaux d'Aix en bains, boisson des eaux d'alun, et en douches sur la
région affectée. Je lui traçai la manière de
les prendre sous ces trois rapports, ainsi que
le régime à suivre pendant ce temps.

Cinq à six bains faits avec les seules eaux

d'alun, pris le matin à jeun, d'une température douce et peu élevée, où elle devait
demeurer trois quarts - d'heure ; quelques
verrées de ces mêmes eaux prises avant,
durant et après le bain, et leur continuation
dans le temps des douches. Après ces cinq
ou six bains, la malade passa à la douche,
donnée sur la tumeur, et dont la durée fut
environ de 12 à 15 minutes. En revenant
de la douche, on la mettait au lit, et de
suite on appliquait des fomentations sur le
bas-ventre avec une flanelle trempée dans les
eaux de soufre, qu'elle gardait pendant une
heure, au bout de laquelle on lui donnait
un bouillon de viande, dans lequel on avait
fait cuire du céleri et des racines de scor-
sonère. Ce traitement a été suivi exactement
pendant 20 jours consécutifs sans interruption,
sans que la malade s'en soit mal trouvée;
et il n'est survenu aucun nouveau symptôme
qui ait obligé de l'interrompre.

La malade s'est parfaitement bien conduite,
et strictement conformée à l'ordonnance,
jusqu'à la douzième douche: à cette époque
le ventre s'était affaissé, la tumeur était plus

molle et avait diminué de moitié du volume qu'elle avait précédemment; mais elle n'osait pas dire, par pudeur, qu'il lui découlait des parties naturelles, assez abondamment et sans douleur, une matière blanchâtre, glaireuse, qui avait de l'odeur et tachait son linge, comme si c'eût été une dissolution de gomme arabique. L'appétit lui était un peu revenu; elle n'éprouvait plus ces caprices d'estomac, ni le désir de ces alimens bizarres, ni cette lassitude dans les jambes, ni la paresse à se mouvoir.

M'ayant fait instruire de l'amélioration de son état, et sans attendre ma réponse, elle alla d'elle-même en avant, et continua le même traitement sans s'arrêter. La guérison faisait chaque jour des progrès; la gaieté qu'elle avait avant d'être malade fut la suite et la compagne de ces heureux succès; les matières continuèrent à couler, mais leur consistance était moindre et approchait de la sérosité et de la couleur du sang, ce qui me parut d'un augure favorable. Elle eut occasion d'aller un jour à une noce; on l'engagea d'y danser, ce qu'elle fit avec assez de vivacité,

quoiqu'elle eût pris la douche le matin. Elle
soutint à merveille cet exercice, qui lui fit
beaucoup de bien, et pour lequel elle avait
d'ailleurs beaucoup de goût.

Le temps prescrit pour l'usage des eaux
approchait de son terme; ses parens, gens
de la campagne, qui le savaient à peu près,
arrivèrent en ville pour aller la prendre à
Aix, et vinrent me voir en passant. Je leur
dis ce qu'il en était des succès favorables sur
sa santé, et ajoutai que je la croyais sinon
guérie radicalement, du moins bien près de
l'être. Ils partirent, et au bout de 3 à 4 jours,
je revis en ville le père, la mère et la malade:
à peine voulais-je en croire à mes yeux; au
lieu d'un spectre ambulant pour lequel j'avais
été consulté, je trouvai une fille blanche et
rose, vive et alerte, qui avait pris un embonpoint général, et laissé son ventre dans
les eaux d'Aix, et qui, en preuve de sa
guérison complète, avait pris ses règles aussi
naturelles que si elle les avait toujours eues,
au moment de l'arrivée de son père et de
sa mère: circonstance singulière, en ce que
l'impression de la frayeur en avait causé la

suppression, et que celle de la joie en amena le retour.

Cette cure me frappa tellement, que j'exigeai encore d'elle d'être examinée avant de partir; elle y consentit volontiers, et ne fit alors aucune résistance comme elle en avait fait au premier examen; et je dois avouer que cette dernière perquisition, assez recherchée, me confirma pleinement l'entière guérison de cette malade, puisque je trouvai le bas-ventre dans l'ordre le plus naturel.

Il faut cependant avoir beaucoup de prudence dans l'usage des eaux contre des tumeurs externes, et contre celles dont le siège occuperait quelques organes intérieurs, surtout quant à la douche; son action, aidée des principes qu'elles contiennent, imprime un tel mouvement aux liquides et aux solides, que la fièvre, accompagnée d'inflammation, pouvant survenir, il s'ensuivrait des maux bien plus dangereux que ceux même que l'on aurait cherché à combattre, et auxquels souvent on ne serait plus à temps de rémédier. Le blâme pour le médecin, la mort pour le malade, finiraient par être les seuls fruits d'une hardiesse peu réfléchie.

Le cas suivant est une preuve da la remarque qui vient d'être faite sur l'usage des eaux conseillé avec trop de précipitation, ou sans avoir pris l'avis des personnes de l'art; elle prouve encore que l'on doit aussi être en garde sur les changemens, en apparence heureux, mais souvent trompeurs, qu'elles procurent dès les premiers jours de leur usage dans certains cas : c'est ici le lot du praticien expérimenté et observateur.

OBSERVATION sur une Tumeur à la matrice.

Une demoiselle âgée de 40 ans, d'un tempérament bilieux, dont les évacuations périodiques avaient toujours été assez abondantes, se plaignit à son médecin, au temps à peu près où elles devaient entièrement cesser, d'une grosseur au bas-ventre. Il l'examina, découvrit une tumeur élevée et renitente, dont le siège lui parut être dans la matrice; il lui fit user de plusieurs remèdes, sans succès. A la fin, fatigué des reproches continuels et injustes de la malade, il lui proposa les eaux ; elle y consentit, les but pendant quelque temps, et prit quinze bains et six douches légères sur la partie malade. Elle fut tellement soulagée, qu'elle se crut guérie, sa tumeur ayant sur-tout considérablement diminué. Cependant, comme elle avait assez bien passé l'année qui suivit l'usage des eaux, elle attendait avec impatience le retour de la saison pour aller les reprendre, espérant cette fois-ci de guérir radicalement. Elle ne consulta personne, se conduisit à sa guise, prit plusieurs bains consécutifs trop chauds et de trop longue durée, but beaucoup sans avoir seulement pris le plus léger purgatif, et passa ensuite à de nombreuses douches très-fortes et très-longues. Au bout d'un certain temps de ce traitement, elle fut d'abord contrainte d'abandonner la boisson des eaux, qui fatiguaient l'estomac, causaient des nausées et avaient totalement ôté l'appétit ; les bains trop chauds l'agitèrent beaucoup et lui firent perdre le sommeil ; les douches lui causèrent une chaleur sèche et mordante dans toute l'habitude du corps, mais principale-

ment à la région hypogastrique, et déve-
loppèrent enfin la fièvre avec des douleurs
vives et lancinantes dans la tumeur. Ayant
été appelé à Aix pour un autre malade, elle
me consulta ; et lorsque je fus instruit de
tout ce qui concernait ce cas, je lui conseillai de quitter bien vîte les eaux, et de
suivre une méthode absolument opposée. Je
ne la revis plus ; mais, un mois environ
après, j'appris qu'elle était morte d'un cancer
à la matrice bien caractérisé.

Les eaux thermales d'Aix tiennent sans
contredit un des premiers rangs parmi les
moyens que fournit la médecine, dans le
traitement des affections vaporeuses (1). Cette
maladie, si souvent rebelle aux remèdes les
mieux adaptés, et qui tourmente si fort ceux
qui en sont atteints, les médecins et les
assistans, résiste rarement à leur usage. C'est
dans ces eaux que les hypocondriaques, les

_____

(1) At si affectus his non cedat remediis, eundum est
ad aquas ferreas ; etsi neque his, tum ad sulphureas,
quales sunt *Bathonienses.* Sydenham, de affect. hyster,
et hypocond. process. integ. in morb. omnib. curand.

hystériques et les autres malades de ce genre,
viennent noyer cette humeur noire, ces
suffocations et ces symcopes, cette sensation
extraordinaire de chaud et de froid qui se
succède quelquefois subitement, cet abattement et ce goût pour la solitude, en un
mot, tous ces autres symptômes, qu'il serait
trop long de narrer ici, et qui font de cette
maladie un protée dont le caractère met
souvent en défaut le médecin le plus clair-
voyant (1). En effet, outre les propriétés et
les vertus de l'eau commune, ces eaux
possèdent encore celles qui résultent de la
combinaison de divers principes minéraux
préparés par les mains de la nature, et qui,
portés au moyen du véhicule aqueux dans
les plus petits vaisseaux du corps humain,
en délayent les liquides, sollicitent doucement
les solides, font couler les humeurs arrêtées

_____

(1) Dies me deficeret, si omnia quæ affectus hystericos gravant symptomata enumerare velim; tam diversâ
atque ab invicem contrariâ specie variantia, quàm nec
Proteus lusit unquam, nec coloratus spectatur Chamæ-
leon. Sydenham, dissert. epist. de affect. hyst. ad G. Cole,
D. M.

ou ralenties dans leur cours ; et rétablissant le ressort et le ton de toute la machine, lui procurent le calme et l'équilibre nécessaires à son existence naturelle. Mais des observations convaincront encore mieux de leur efficacité, que toutes les théories et les raisonnemens les plus spécieux.

OBSERVATION sur une Affection Spasmodique.

Une femme âgée de 36 ans, d'un tempérament sanguin, ayant beaucoup d'embonpoint et menant depuis quelque temps une vie très-sédentaire, fut attaquée de vertiges si violens, qu'à chaque instant elle était forcée de s'arrêter ; il lui semblait voir tous les objets tourner, et si elle voulait en fixer un, elle tombait aussitôt en défaillance. Cette affection augmenta tellement, qu'il fallut garder le lit. Je fus appelé ; je trouvai une malade dont le visage était extrêmement haut en couleur, les yeux étincelans, et leurs membranes gorgées de sang, le pouls vibrant, très-accéléré et irrégulier ; beaucoup de chaleur à la peau ; délirant par intervalle,

et

et sur-tout fatiguée par un flux continuel et abondant d'urines pâles et limpides (1); en un mot, elle me parut être dans un état qui faisait craindre une attaque d'apoplexie sanguine. Je prescrivis, d'après tous ces symptômes, une légère saignée du pied, plusieurs lavemens et des fomentations émollientes sur les extrémités inférieures. Sydenham ayant observé que l'état spasmodique avait souvent amené des attaques d'apoplexie qui se jugeaient par l'hémiplégie, a combattu plusieurs fois ces attaques avec beaucoup de succès par la saignée. Ces secours amenèrent un peu de calme et une amélioration sensible; cependant les vertiges, qui continuaient toujours, quoiqu'à un degré d'intensité bien moindre, me

_____

(1) Inter omnia verò quæ in hôc morbo comparent phœnomena, illud maximè proprium est, atque ab eo ferè inseparabile, quod scilicèt ægræ urinam subindè reddant planè limpidam ad instar aquæ è rupibns scaturientis, idque satis copiosè; quod quidem ego sigillatim percontando, in omnibus ferè didici signum esse pathognomonicum eorum affectuum, quos in fœminis hystericos, in maribus hypocondriacos appellandos censemus. Sydenham, in dissert. epist. ad G. Cole, D. M. de affect. hyst.

paraissant dépendre d'un spasme général et d'une langue enduite d'un limon épais et jaunâtre, je lui fis prendre un léger minoratif pour la disposer à aller boire les eaux d'alun, et prendre en même temps quelques bains de trois quarts-d'heure de durée seulement, en alternant, d'après l'opinion de Sydenham, l'usage des bains et de la boisson des eaux (1). Après qu'elle eut usé des eaux de cette manière pendant dix jours, les vertiges diminuèrent sensiblement et devinrent moins fréquens; elle put se promener et jouir de la société des autres malades qui habitaient la même maison qu'elle, sans en ressentir la plus légère atteinte, l'appétit et le sommeil étant parfaitement revenus. J'allai la voir à cette époque, et je l'engageai à augmenter la boisson des eaux et la durée des bains, en continuant de les alterner. Elle suivit ce procédé avec la plus scrupuleuse exactitude pendant un mois, et revint ensuite

(1) Quoad usum aquarum *Bathoniensium*, duobus diebus bibat eas, ac tertio die per modum balnei eas ingrediatur, atque ità alternatim per sex septimanas vel duos menses. Sydenham, process. integr. de morb. curand.

chez elle sans éprouver aucun ressentiment des spasmes précédens, auxquels elle était si sujette, et a joui dès-lors de la meilleure santé.

OBSERVATION sur une Fièvre quarte occasionnée par une obstruction à la rate.

Un serrurier âgé de 24 ans, d'un tempérament mélancolique, et d'une constitution peu robuste, avait contracté une fièvre quarte, dont il était atteint depuis près de deux ans. Cet homme, assez laborieux, continuait son métier dans les deux jours qu'il avait de libres; le jour de la fièvre il se mettait au lit, ne gardait aucun régime pendant ce jour ni pendant les deux autres; mais au contraire lorsque l'accès, qui s'annonçait par un froid très-long et très-fort, survenait, il recourait à du vin pur pour boisson, ou à de l'eau très-fraîche, l'un et l'autre pris en grande quantité pendant le temps de la fièvre. Enfin, voyant que sa manière de se conduire ne diminuait pas son mal, il consulta un homme de l'art, qui lui conseilla l'usage du quinquina, dont il prit beaucoup sans aucun succès; il lui parut au contraire que plus il en usait, plus ses accès étaient violens, et ne lui permettaient plus de travailler, même pendant les deux bons jours. Il vint me consulter dans cet état ; je lui dis que je ne pouvais lui donner aucun conseil sans l'avoir examiné au lit et à jeun : cet examen me fit découvrir une obstruction monstrueuse à la rate ; pensant alors que les meilleurs fondans ne parviendraient peut-être pas à l'emporter, quand même il en userait pendant long-temps, et voyant d'ailleurs que le malade était déjà fort ennuyé de tous les remèdes qu'il avait avalés, je lui proposai d'aller prendre la douche à Aix : il saisit cette idée avec empressement, et y consentit volontiers.

Cinq à six bains des eaux d'alun, autant pour disposer sa peau à la douche, que pour la laver ; quelques verrées des mêmes eaux à boire dans le courant du jour ; le tout suivi de douches au nombre de vingt, données par intervalle, d'un emplâtre de savon appliqué sur la région de la rate, qu'il ne déplaçait que pendant la durée de la douche pour le remettre tout de suite après, furent les moyens que je lui prescrivis pendant son séjour aux eaux. J'avoue avec franchise que, vu l'ancienneté et l'étendue du mal, je ne croyais pas trop à une heureuse réussite; cependant ce malade, extrêmement docile, et constant à tout exécuter ponctuellement, contre mon attente de la part des hommes de ce genre, me fit écrire, après avoir pris quelques douches, que son ventre devenait plus souple et ne tirait pas tant (ce sont ses termes), que l'appétit et le sommeil étaient meilleurs; mais qu'il rendait, après chaque douche, des urines en beaucoup plus grande quantité que la boisson prise dans les 24 heures, qu'elles étaient extrêmement épaisses et si troubles qu'elles lui faisaient frayeur (ce sont encore ses expressions). Je lui fis dire qu'il fallait continuer, qu'on ne pouvait rien changer à son traitement, et que tout ce qui l'étonnait était d'un augure favorable pour sa guérison. Cet homme, se trouvant chaque jour de mieux en mieux, ne s'en tint pas à mes vingt douches, il en prit dix de son propre conseil, et à son retour il me dit qu'il avait pensé que puisque vingt l'avaient débarrassé , il fallait encore en prendre dix pour achever d'emporter cette *diablerie* (c'est son mot). En effet, après avoir palpé son ventre avec beaucoup d'attention , à son retour , je fus moi-même étonné et tout à la fois très-satisfait de ne pas appercevoir le plus petit vestige du mal. Je lui conseillai de prendre un léger purgatif, de bien se garder de manger trop, ainsi que de boire beaucoup de vin, et sur-tout de quitter l'usage de l'eau-de-vie , s'il ne voulait pas retomber dans la même maladie, qui le ferait certainement périr. Il promit tout de bonne foi, et alla reprendre ses travaux de serrurerie.

OBSERVATION sur une Affection Hypocondriaque.

Un homme âgé de 30 ans, d'un tempérament bilieux, d'une complexion maigre, d'un caractère vif, bouillant, aimant beaucoup la société, eut un chagrin cuisant, causé par la mort inopinée d'un de ses plus intimes amis. Cette perte fut pour lui un coup de foudre , et fit sur son esprit une si forte

impression, que dès-lors il abandonna toute
espèce de compagnie, pour se livrer à des
réflexions tristes et sombres (1); il en vint
même jusqu'à refuser la nourriture, malgré
les raisons consolantes que s'efforçaient de
lui donner ceux qui s'intéressaient à sa conservation. Il ne tarda guère à s'appercevoir
du dérangement de sa santé, qui jusqu'alors
n'avait jamais souffert la moindre atteinte;
des palpitations fortes, souvent suivies de la
pe te du sentiment; des suffocations asthmatiques qui leur succédaient ; des douleurs
errantes tantôt dans les bras et le cou, tantôt dans les cuisses et les jambes; un dégoût
pour toutes sortes d'alimens ; tel était l'état
où je trouvai le malade lorsqu'il me fit appeler.
D'après le détail de tout ce qui avait précédé,
la cause de tous ces symptômes me parut
être la délicatesse et la grande sensibilité des
systèmes vasculaires et nerveux fortement

_____

(1) Causæ autem hujus morbi procatarcicæ seu externæ,
vel sunt vehementiores corporis motus, vel etiam multò
sæpiùs violenta quædam animi commotio, à repentino
aliquo sive iræ, sive doloris, sive etiam timoris et si-
milium pathematum insultu. Sydenham, in dissert. epist.
ad *G. Cole*, D. M. de affect. hist.

affectés par le chagrin qu'il avait eu. Pour diminuer promptement ces violentes attaques aux précordiaux, *urgentiori succurrendum*, j'ordonnai une potion dont il prenait une cuillerée chaque demi-heure, au moyen de laquelle je parvins à calmer les suffocations et la violenee des palpitations. Deux heures environ après l'usage de ce remède, il survint une douce moiteur, et le malade dormit près de quatre à cinq heures d'un sommeil assez tranquille. Cependant, à son réveil, je lui proposai l'usage des eaux d'Aix; il s'y refusa d'abord avec opiniâtreté; mais, l'ayant insensiblement ramené de son entêtement, je tâchai de le convaincre qu'il n'était pas guéri et qu'il aurait certainement des rechutes. Mes instances et celles de ses amis le décidèrent enfin. Le traitement que je prescrivis, fut d'user, tous les matins à jeun, d'un bol de 3o grains de quinquina en poudre, enveloppés dans la conserve de fleurs de tilleul; de boire par-dessus, trois verrées des eaux d'alun; de prendre, avant le souper, un bain d'une heure; de faire beaucoup d'exercice, et de se distraire en fréquentant la bonne compagnie. Le malade, au lieu de demeurer quinze jours comme nous en étions convenus, se trouva si bien de ce traitement, qu'il cessa ses bols au bout de huit jours, continua les eaux seules pendant un mois et demi, et laissa à Aix cette chaîne de maux bizarres qu'il y avait portés.

CHAPITRE V.

Des maladies dans lesquelles les eaux d'Aix sont salutaires, prises intérieurement.

La juste et prudente application des remèdes contre les différens maux de la nature humaine, demande de la part du médecin des connaissances aussi variées qu'étendues, s'il veut exercer son art avec cette plénitude et cet ensemble de qualités et de conditions nécessaires pour réussir, et se distinguer surtout de ceux qui sont l'opprobre de la science (1). Tout ce qui concerne la médecine

(1) In animi autem notione medicamenta reponantur, quæ ad morborum curationem pertinent, eorumque modi, quot et quomodo in singulis se habeant. Hoc enim in re medicâ, principium, medium et finem obtinet. Hip. lib. de decenti habitu.

externe en général, exige donc autant de
lumières, pour employer à propos ses moyens,
qu'il en faut dans ce qui regarde l'interne,
pour ne rien hazarder dans ceux-ci. La première a même un avantage sur l'autre dans
l'administration de ses remèdes, en ce que,
s'ils sont donnés mal à propos, elle peut assez
promptement parer aux inconvéniens qu'ils
ont causés; mais il n'est pas tout-à-fait aussi
aisé de le faire, si un remède interne a été
pris à contre-temps; dès qu'il est une fois
parvenu à l'estomac, il y exerce toute son
action, elle est, pour ainsi dire, hors de
notre dépendance, et son effet, souvent bien
éloigné de notre intention, ne remplit plus
le but que l'on s'était proposé; car, s'il était
autrement, peu de maladies résisteraient à
l'expérience du praticien et aux ressources
de son art (1).

Ces réflexions doivent s'appliquer à l'usage
externe des eaux, comme à leur usage interne. Ainsi, dans les différens cas où la

_____

(1) Ars vero medica, et nunc, et paulò post, non
idem facit, et sibi contraria facit, eaque sibi ipsis contraria. Hip. lib. de loc. in homine, sect. 4.

boisson des eaux est appropriée, il convient
au moins de connaître les principes qu'elles
contiennent, de quel changement est susceptible leur combinaison entr'eux, et celle qui
doit en résulter avec les sucs digestifs; quelle
est la dose où elles doivent être portées, sans
avoir une pusillanime timidité, et sans dé-
ployer une hardiesse démesurée; il faut sur-
tout tâcher de découvrir les forces et l'état
de l'estomac qui doit les recevoir, afin que
celui qui les conseille le fasse avec connaissance de cause, et puisse porter son pronostic
sur l'effet qu'elles doivent produire. Enfin,
il est encore essentiel de juger si l'on peut,
ou si l'on doit les donner pures ou mélangées,
et quelles doivent être les substances alimen-
taires ou médicamenteuses auxquelles il est
convenant de les associer , sans courir le
risque de faire une composition monstrueuse,
aussi nuisible que dégoûtante.

Il serait superflu de rappeler la méthode
que l'on doit suivre dans la boisson des eaux,
la quantité que l'on peut en boire, et les
précautions à observer pendant leur usage:
on consultera, à cet égard, ce qu'on a dit

ci-devant. On indiquera seulement ici les maladies contre lesquelles ces eaux, prises à l'intérieur , seules ou avec l'addition de quelques substances , produisent des effets salutaires.

Les eaux d'alun sont celles que l'on boit le plus ordinairement , parce que, suivant l'opinion vulgaire , elles passent mieux que les autres, et que l'on croit d'ailleurs que, contenant de l'alun , elles sont plus propres à rétablir les fonctions de l'estomac. Cependant il ne conste par aucune expérience qu'elles soient plus efficaces que celles de l'autre source, dans les vices de cet organe provenant d'une laxité de ses fibres , qui auraient besoin d'une substance stiptique telle que l'alun , pour y rémédier ; et quant à leur plus grande facilité à être rendues, elle ne peut provenir que de la présence de l'hy-dro-sulfure de fer et du muriate de chaux découverts par le docteur Bonvoisin , et sur-tout à celle des autres sels, tous en plus grande quantité dans ces eaux que dans celles de soufre , particulièrement ceux à base de magnésie et de soude, dont l'action est de provoquer les urines.

On boit les eaux d'alun avec beaucoup d'avantage dans plusieurs affections de l'estomac, lorsque sur-tout elles reconnaissent pour cause un défaut de ton dans ses membranes, et une viscidité ancienne dans les humeurs qui les tapissent, que les remèdes les mieux adaptés n'ont pu réussir à détruire.

Dans les cas où les sucs gastriques ont contracté une acidité tellement contre nature, que tous les alimens tournent à l'aigre, et que le malade se plaint constamment d'éprouver une sensation brûlante dans le fond du gosier, et de rendre sans cesse des vents par la bouche, qui sont d'une acidité insupportable.

Ces mêmes eaux réussissent très-bien chez ceux qui, étant fortement adonnés au vin et aux liqueurs spiritueuses, ne digèrent presque plus que ces sortes de boissons, par le raccornissement qu'ont acquis les membranes de l'estomac, et par l'altération de ses sucs.

La jaunisse ne résiste pas à l'action de ces eaux, pourvu toutefois qu'elle ne soit pas accompagnée de fièvre. Elles emportent l'engouement du foie, rendent la bile plus fluide, et l'empêchent de stagner dans ses couloirs. On y ajoute les bains, qui diminuent infiniment la démangeaison importune attachée à cette maladie, ramènent l'excrétion de l'insensible transpiration , et favorisent l'action des eaux prises intérieurement.

OBSERVATION sur un *Vômissement* de matières aigres , avec perte d'appétit.

Un jeune homme de 25 ans, d'une constitution vigoureuse, défia ses camarades, dans une partie de débauche, de boire autant que lui de vin de Montmélian (1); il en but effectivement beaucoup, gagna et sa gageure et la maladie pour laquelle je fus appelé.

---

(1) Ce vin est, à juste titre , le meilleur et le plus renommé de tous ceux du Mont-Blanc; mais il ne serait pas prudent d'en faire sa boisson habituelle : c'est un vin sec et spiritueux qui affecte la tête , cause une sécheresse dans les premières voies, et agace singulièrement les nerfs; il fait cependant le délice de nos tables , et plaît infiniment aux étrangers , qui l'appellent le *Bourgogne du pays*.

Il avait perdu dès-lors l'appétit, et quand
il prenait la plus légère nourriture, un vômissement de matières aigres survenait, avec
des douleurs aiguës dans la région épigas-
trique, à chaque instant du jour, et ne s'ap-
paisaient que par un flux abondant de salive
aqueuse et extrêmement salée, dont la bouche
était sans cesse remplie; le *soda* ou *fer-chaud*
le tourmentait jour et nuit; et mon débauché,
maigrissant à vue d'œil, craignit à la fin de
tomber dans un état de langueur qui aurait
pu insensiblement le conduire au tombeau.
Un vômitif en lavage, pris à petites doses,
fut ce que l'on crut de mieux indiqué; il
rendit une prodigieuse quantité de cette salive,
mêlée d'une bile poracée, dont l'odeur acide
se faisait vivement appercevoir. Cette évacuation le soulagea sensiblement; il fut purgé
le lendemain, et rendit plusieurs selles de
matières à peu près semblables à celles qu'il
avait vômies. Il usa pendant quelques jours
d'un électuaire légèrement laxatif et stoma-
chique; ce remède calma un peu les douleurs, et diminua cette abondance de salive.
Il paraissait bien avoir plus de goût pour

les alimens; mais cependant une partie des symptômes subsistait encore avec assez d'opiniâtreté, pour, après 12 à 15 jours, l'engager à aller à **Aix** boire les eaux d'alun, en commençant par trois verrées chaque matin, et augmentant chaque jour d'une verrée, jusqu'à la dose de deux bouteilles, dans la supposition qu'elles ne causeraient ni fatigue ni pesanteur à l'estomac; et de rétrograder ensuite dans la même proportion, jusqu'à ce qu'il fût parvenu à la dose des trois premières verrées. Après avoir suivi cette méthode pendant huit jours, le vômissement cessa presque entièrement, l'appétit commença à revenir; mais le malade n'osait pas encore s'y livrer; les douleurs de l'épigastre furent moins vives; ce flux de salive aqueuse et salée disparut entièrement; et, dans moins d'un mois, il prit de l'embonpoint; et, se trouvant parfaitement rétabli, il quitta Aix, dans la ferme résolution de ne plus jouer à un jeu qui lui avait si bien et si mal réussi tout à la fois.

OBSERVATION

OBSERVATION *sur une Jaunisse.*

Un procureur âgé d'environ 45 ans, d'une constitution bilieuse, et ayant toujours joui d'une bonne santé, souffrait d'une pesanteur sourde et douloureuse dans l'hypocondre droit, qui se faisait particulièrement sentir chaque jour trois heures après le repas. Cet homme, robuste d'ailleurs, supporta cette incommodité pendant quelque temps sans se plaindre, espérant toujours de s'en débarrasser par la patience, et par la force de son tempérament. Me rencontrant un jour, il me parla de son mal, et sans l'approfondir, je me contentai de lui dire qu'il fallait se purger, et ne se mettre au travail que quatre ou cinq heures après le repas. Je ne le revis plus et ne sais s'il suivit ou non mon avis ; mais, au bout de quinze jours, il fut fort surpris, à son réveil, de voir qu'il avait une teinte de couleur jaune répandue sur toute l'habitude du corps, et particulièrement dans les yeux : cette couleur ayant augmenté à un point qu'il n'osait plus sortir, il me fit appeler, et

25

me dit que, depuis notre entrevue, il était
devenu jaune; qu'à la vérité il n'avait plus
apperçu la pesanteur dont il s'agissait un mois
auparavant; mais qu'elle avait été suivie d'un
dégoût général de tous les alimens et pour
toute espèce de boisson, hormis celle du
vinaigre, la seule qui lui plût; et qu'il éprouvait en outre un ennui et des lassitudes ex-
cessives, une démangeaison fatigante dans tout
le corps, des gonflemens dans le bas-ventre;
que ses urines et sa sueur teignaient son linge
en jaune: le tout était cependant sans fièvre.
Tous ces symptômes, lui dis-je, sont ceux
de la jaunisse, pour laquelle il usa, d'après
son idée, de quelques remèdes qui, n'ayant
pas eu tout le succès attendu, le firent revenir à moi. Je lui conseillai alors les bains
et la boisson des eaux d'alun, à la dose de
deux livres chaque matin, et de se promener
beaucoup en les buvant. Ces eaux ne tardè-
rent pas à opérer, en provocant une quantité
prodigieuse d'urines qui, de couleur noire,
devinrent chaque jour moins colorées; le
teint, au bout de vingt jours, et la peau
avaient recouvré leur couleur naturelle; le

dégoût, le prurit et tous les autres symptômes
de la maladie étaient disparus, et la santé
fut aussi complètement rétablie qu'elle l'était
avant.

OBSERVATION sur un Abcès dans le gros
lobe du foie.

Un homme âgé de 50 ans environ, d'une
constitution forte, d'un tempérament bilieux,
adonné aux excès de la table, à ceux du
vin et sur-tout à l'abus des liqueurs spiri=
tueuses, commença d'abord par éprouver
une espèce de gêne dans l'hypocondre droit,
une diminution dans l'appétit et une mélancolie telle qu'il ne pouvait plus soutenir
la bonne compagnie, que jadis il aimait
beaucoup. Il souffrait des gonflemens après
avoir mangé, quoique de lui-même il fût
devenu plus sobre depuis que les symptômes dont il se plaignait eurent acquis un
certain degré d'intensité.

Inquiet sur son état, il fit appeler un
médecin, qui, en examinant le bas-ventre,
reconnut un engorgement assez considérable

dans le gros lobe du foie, accompagné d'une chaleur à la peau, plus que la naturelle, et d'un mouvement fébrile dans le pouls. Le malade avait beaucoup perdu de son embonpoint, sa langue était couverte d'un limon jaunâtre et fort épais, ses selles étaient rares, ses urines en petite quantité et constamment briquetées, tout en un mot annonçait une affection grave. D'après le détail de tout ce qui vient d'être exposé, il paraît que le malade fut parfaitement bien conduit et traité suivant de bons principes; mais comme la maladie avait jeté de profondes racines, que la manière de vivre du malade les avait encore rendues plus difficiles à détruire, et que d'ailleurs les maladies de ce viscère sont naturellement très-rebelles, les soins de son médecin, ni les remèdes qu'il avait mis en usage, n'eurent aucun succès décisif.

Je fus consulté sur le cas dont il s'agit, d'après un mémoire rédigé par son médecin, et dans lequel était détaillée une partie à peu près de ce qui vient d'être décrit; je répondis au docteur consultant que cette maladie ayant résisté aux moyens les plus actifs et les mieux combinés, je pensais que la douche des eaux d'Aix, donnée sur la partie affectée, pourrait améliorer l'état du malade, s'il le jugeait assez fort pour en soutenir l'action. Quinze jours se passèrent, sans avoir eu dès-lors aucune nouvelle du malade, et j'imaginais que, sans doute, le malade ne voulait pas de ce remède, ou n'était pas en état de supporter le voyage, et moins encore la douche des eaux. Cependant, quelques jours après, il arriva, accompagné de son médecin, et me fit demander à l'auberge; je l'examinai, à mon tour, et après avoir conféré avec le collègue, il fut conclu que le malade prendrait cinq à six bains faits seulement avec les eaux d'alun, à une douce température, pour le disposer à recevoir la douche, et que pendant l'usage de cette dernière, il prendrait chaque jour, avant son souper, un lavement d'eau d'alun.

Après les bains le malade prit la douche, il en fut très-fatigué dans les deux ou trois premières; je l'avais prévu, et lui avais re-

commandé de ne pas s'arrêter à ce symptôme ; mais au contraire d'aller en avant,
sauf à lui faire prendre un bain la veille
de la douche, s'il survenait une augmentation de mal-aise par les douches subséquentes.
On prit le bain, qui, sans détruire absolument ce mal-aise, ne fit que le calmer : on
continua néanmoins le traitement du bain et
du lavement pris la veille, et la douche le
lendemain ; mais à la quinzième ou seizième
douche , de légères coliques s'annoncèrent
et furent suivies de déjections copieuses,
très-fétides et puriformes ; on les aida par
des demi-lavemens d'eau d'alun , fréquemment donnés dans le jour ; le mal-aise disparut totalement, et l'hypocondre droit s'af-
faissa sans aucun ressentiment de douleur,
même au tact le plus fort , ce qu'on ne
pouvait exécuter auparavant sans exciter de
vives douleurs. On jugea alors convenable
de donner un léger minoratif qui produisit
encore plusieurs évacuations de même nature, et dès-lors le malade fut très-bien ,
tous les signes de la santé revinrent, et toutes
les fonctions se rétablirent suivant l'ordre

naturel. On cessa la douche, sans disconti-
nuer les lavemens pendant son séjour à Aix;
et au bout de huit jours de cette crise, il
partit fort gai, promit d'abandonner entièrement son ancien régime, et de suivre
exactement celui que nous lui prescrivîmes.

Il paraît, d'après cette observation, qu'il
s'était formé un abcès dans la substance du
foie, que la douche en a déterminé l'absorption dans le tube intestinal, qui lui a
donné issue, et qu'on doit être par conséquent moins timide dans des circonstances
pareilles, pour ordonner la douche, quoiqu'un remède qui n'étant certainement pas
indifférent, produise souvent des guérisons
surprenantes.

L'expérience prouve tous les jours que le
double usage des eaux, c'est-à-dire, en bains
et en boisson, réussit admirablement dans
les maladies de la peau, principalement celui
des eaux sulfureuses; on sait que le soufre
est presque regardé comme le spécifique des
affections cutanées (1); il est porté par la

_____

(1) Voyez le précis de la matière médicale, de M.
Lieutaud, tom. 2, dern. édit.

boisson jusque dans les plus petits vaisseaux, et poussant ainsi du centre à la périphérie du corps, il chasse par la transpiration l'humeur morbifique qui croupit dans le tissu dermoïde.

Ces eaux ont encore été très - utiles dans certaines maladies des voies urinaires, et surtout dans la colique néphrétique, lorsqu'elle est occasionnée par des glaires qui embarrassent la secrétion et le libre cours des urines (1).

OBSERVATION sur des Douleurs Néphrétiques.

Une paysanne des environs d'Aix, d'une constitution faible et tendant à la phlegmatie, fut atteinte, environ une année après avoir perdu ses règles, de quelques douleurs sourdes dans la région lombaire. Elle crut que ces douleurs étaient occasionnées par les fatigues et les travaux de la campagne; cependant, à l'augmentation de son mal, il se joignit encore une difficulté d'uriner, une pesanteur

_____

(1) Thermæ vires possident resolventes, aperitivas, roborantes et purificantes. Carthæuser fund. mat. medic. cap. 2 de aquis medicat. miner.

par intervalle dans la cuisse gauche, qui la gênait beaucoup dans la marche, et une grande diminution, disait-elle, dans ses urines. Tous ces symptômes l'engagèrent à demander conseil; le hazard la conduisit vers moi: elle m'expliqua ses souffrances autant que le peut une femme des champs. J'exigeai qu'elle rendît ses urines dans un vase, afin de pouvoir les examiner: la malade, accoutumée à n'uriner que debout et en rase campagne, se prit à rire, me regarda comme un fou, et crut que je me mocquais d'elle. Je fis tout ce que je pus pour la persuader, et ce ne fut pas aisé de l'y faire consentir. Elle m'apporta donc de ses urines, et, pour la convaincre, je lui fis remarquer, à son grand étonnement, qu'elles contenaient des glaires épaisses et visqueuses comme du blanc d'œuf, qui, s'étant déposées au fond du vase, le remplissaient à moitié. En la rassurant sur son état, je lui ajoutai que le remède était tout proche de chez elle; qu'il ne fallait, pour guérir, que se baigner pendant quinze jours de suite dans le bassin des eaux de soufre, et boire en même temps, chaque matin à jeun, une bouteille ou une bouteille et demie des mêmes eaux ; qu'après avoir achevé cette boisson et qu'elle serait rentrée chez elle, de prendre pendant quelque temps, pour empêcher les progrès de son mal, du savon ordinaire, à la grosseur, par fois, d'une noix, qu'elle ferait dissoudre dans un grand verre d'eau où elle aurait fait bouillir une bonne pincée de feuilles de pariétaire. Cette femme, que j'avais absolument perdu de vue, vint, trois mois après, m'apporter, par reconnaissance, une douzaine d'œufs, en me disant que les eaux l'avaient complètement guérie, et qu'elle n'avait même usé que deux fois de ma savonnade (c'est ainsi qu'elle s'expliqua).

OBSERVATION sur une Affection de la Vessie urinaire.

Un militaire âgé de 72 ans était, depuis long-temps, tourmenté par une maladie de vessie, que les médecins et chirurgiens consultés avaient caractérisée d'*affection morveuse*. Après plusieurs différens remèdes dont il n'avait pas reçu beaucoup de soulagement, vu son grand âge et l'ancienneté du mal, je lui proposai la boisson des eaux de soufre à petites doses, et des injections dans la vessie avec les mêmes eaux. Cet usage, continué pendant un certain temps, diminua effectivement ses douleurs, et lui fit rendre, beaucoup plus aisément qu'auparavant, sans presque souffrir, et en très-grande quantité, des matières parfaitement semblables à la morve. Il ne fut pas guéri, à la vérité; mais au moins, usant chaque année de ce moyen, il vécut encore 3 à 4 ans dans cet état de calme que l'on doit regarder comme une guérison prophylactique. La fièvre lente et le marasme s'étant enfin mis de la partie, terminèrent ses maux et ses jours.

OBSERVATION *sur une Affection Cutanée.*

Un jeune homme des environs de Chambéry, âgé de 11 ans, d'une constitution maigre et fluette, souffrait, depuis près d'un an, de vives et fréquentes démangeaisons dans toute l'habitude du corps, qui l'obligeaient à se gratter au point de se déchirer la peau.

On ne découvrait cependant à sa surface ni
boutons de gale, ni éruptions dartreuses, ni
aucune espèce de suintement après l'action
du gratter; mais à la suite des douleurs cuisantes, la peau s'en allait sous la forme d'é-
cailles farineuses. Je fus demandé pour un
malade dans l'endroit, le père du jeune homme,
saisissant cette occasion, m'amena son fils pour
l'examiner; je m'informai s'il transpirait facilement, l'enfant me répondit que jamais il
ne suait, quoiqu'il fît de très-fortes courses
et plusieurs autres fatigans exercices. Un vice
de l'insensible transpiration me sembla être la
cause de cette maladie, et l'usage des eaux de
soufre me parut être le moyen propre à le
corriger. Je lui conseillai de les boire le matin,
coupées d'abord avec un tiers de lait, et en
même temps de prendre le soir un bain,
une heure avant de souper, pendant 12 jours
de suite, et après ce terme, de les boire pures,
en continuant les bains pendant 12 autres
jours. Je lui prescrivis en même temps un
régime doux et humectant, et beaucoup
d'exercice. Tout fut suivi et exécuté avec
beaucoup d'exactitude pendant le temps déter-

miné. Le jeune homme reprit d'abord le sommeil, que le prurit continuel lui avait ôté; sa peau devint souple et moite; les écailles disparurent totalement; il prit de l'embonpoint qu'il n'avait pas, et fut dès-lors parfaitement bien portant.

OBSERVATION sur une Gale guérie par l'usage seul des eaux de soufre.

Un de mes amis, âgé d'environ 40 ans, ayant couché avec un galeux, s'apperçut bientôt d'avoir contracté cette maladie, dont l'éruption se déclara au bout de quatre jours. Comme je le fréquentais souvent, j'observai qu'il se grattait continuellement. Auriez-vous la gale, lui dis-je un jour? Ce ne sont que des échauboulures, me répondit-il; mais, après l'avoir scrupuleusement examiné, je le lui confirmai, et lui conseillai, pour s'en débarrasser, d'aller promptement aux eaux. Comme c'était un homme robuste et d'un tempérament sanguin, je l'y préparai par une saignée et une purgation, et l'envoyai de suite boire les eaux de soufre et s'y baigner pendant

quelques jours; j'étais cependant bien déter‑
miné, après cette préparation, de lui faire
user de quelques remèdes internes, et de le
faire frotter avec la pommade anti‑psorique,
à son retour, si les eaux ne le guérissaient
pas. Mais, après avoir bu les eaux pendant
15 jours, et pris chaque jour un bain, les
prurits cuisans cessèrent, les boutons de gale
séchèrent, disparurent entièrement; et par
ce seul secours, cette maladie fut radicalement
guérie, sans en avoir jamais eu aucune at‑
teinte depuis.

Enfin les eaux d'Aix, prises à l'intérieur,
sont particulièrement consacrées aux affections
chroniques de la poitrine, sur‑tout chez ceux
qui l'ont naturellement faible et délicate, ou
délabrée par des rhumes fréquens (1). Souvent

_____

(1) Les eaux minérales sulfureuses, telles que celles
de Cauterets et de Baréges, qui ont beaucoup de rap‑
port avec les nôtres, sont une découverte de nos jours
pour la guérison des maladies de poitrine. M. Venel,
professeur de médecine à Montpellier, a observé dans
plusieurs circonstances, qu'étant sujet à des rhumes fré‑
quens, la boisson de ces eaux les lui emportait dans
une matinée. Mat. médicale extraite du traité des mé‑
dicamens de M. De Tournefort, et des leçons de M.
Ferrein, doct. rég. de Paris.

on les boit pures, et quelquefois on les mêle avec partie égale, ou un tiers de lait de chèvre ou de vache. Dans plusieurs cas, elles ont eu, ainsi mélangées, des succès surprenans dans l'asthme sec et nerveux (1) et dans les tempéramens disposés à la phthisie; elles sont expectorantes, fondent doucement l'humeur bronchiale épaissie ; elles réussissent aussi dans la phthisie tuberculeuse récente, ou qui n'est pas encore accompagnée de fièvre: aussi observe-t-on les habitans d'Aix devenir rarement asthmatiques, et très-peu mourir de phthisie pulmonaire; ils ont promptement recours à la boisson de ces eaux, dans le plus petit rhume et à la moindre affection quelconque de poitrine. Cette pratique ne peut sans doute être fondée chez eux, que sur des observations souvent répétées, et d'après une expérience très-ancienne et soutenue.

_____

(1) On a remarqué que les chevaux atteints de la pousse, maladie qui est l'asthme de ces animaux, se trouvent infiniment soulagés par la boisson de ces eaux, dont ils s'abreuvent volontiers, par une sorte d'instinct, préférablement à toutes autres eaux.

On ne peut s'appercevoir du bon effet
que produisent les eaux dans toutes ces différens cas, qu'après en avoir usé pendant
un certain temps, en suivant une méthode et
un régime très-appropriés. L'action des remèdes, dans les maladies de poitrine, est
tardive à produire des résultats heureux : de
là vient qu'elles sont si rebelles et si difficiles à guérir. L'emploi des moyens, quoique
bien choisis et bien appliqués, doit donc être
continué avec un courage constant et une
exactitude scrupuleuse, si l'on veut détruire
le vice que l'on attaque. Ceux qui boivent
les eaux de soufre pour des maux de poitrine, peuvent aussi, s'il n'y a point de
contre-indication, prendre les bains en même
temps : c'est encore un moyen qui double
souvent le bon effet que l'on a cherché à
se procurer par la boisson ; mais qui dou-
blerait aussi quelquefois le mal, si elles y
étaient contraires. Au reste, c'est au médecin
à examiner alors si ce double usage des eaux
convient ou non à la nature de la maladie.

OBSERVATION

OBSERVATION sur des Douleurs à la poitrine accompagnées d'une toux fréquente.

Un religieux âgé de 38 ans, d'un tempérament vif, sanguin et d'une constitution délicate, me consulta sur des tiraillemens et des douleurs sourdes qu'il ressentait dans la poitrine, accompagnées de toux fréquente, très-incommode, sur-tout pendant la nuit, et d'une respiration très-laborieuse. Ces douleurs, qui étaient fixes, se faisaient sur-tout appercevoir sous les vraies côtes, et dans le dos, à la pointe inférieure de l'omoplate; les joues du malade étaient souvent colorées d'un rouge intense, particulièrement après le repas, lorsque l'irritation continuelle de la toux et l'oppression qui s'ensuivait, avaient tellement fatigué les poumons, qu'à peine pouvait-il respirer. D'après l'examen du malade, les causes me parurent assez fortes, pour craindre un crachement de sang; instruit d'ailleurs qu'il existait un vice acrimonieux dans la famille du malade, je n'hésitai pas de conseiller les bains et la

26

boisson des eaux de soufre, mêlées avec un tiers de lait de vache : mais avant d'aller à Aix, je crus nécessaire de le faire saigner du bras, de le purger ; et d'après les notions que j'avais sur sa constitution, je réglai le régime qu'il devait suivre pendant l'usage des eaux. Lorsqu'il eût pris quelques bains et bu les eaux ainsi mélangées pendant quelques jours, il éprouva une grande diminution dans sa toux ; les douleurs furent plus supportables ; l'appétit et le sommeil qu'il avait perdus revinrent ; les lassitudes dans les jambes, dont il se plaignait souvent, disparurent ; et au bout de deux mois environ qu'il eût usé des eaux, sa santé parut s'être rétablie. Cependant, pour empêcher le retour du mal, je lui défendis expressément de chanter à haute voix et de prêcher ; et lui conseillai en outre de reprendre l'année suivante les eaux de la même manière : il le fit, et dès-lors il s'est toujours très-bien porté, ayant cependant conservé une très-grande disposition à s'enrhumer.

OBSERVATION sur une Affection de poitrine jugée tuberculeuse.

Une demoiselle de 24 ans, d'une constitution sanguine, mais délicate, d'un caractère vif et pétulant ; née d'un père mort d'une maladie de poitrine, menant une vie très-sédentaire, et ne se nourrissant presque que d'alimens dont il ne pouvait résulter qu'un chyle grossier et mal élaboré, observa une diminution sensible de ses régles, et fut en même temps atteinte d'une toux sèche et d'une difficulté dans la respiration ; symptômes qui augmentaient au plus léger mouvement (1) : comme elle jouissait d'ailleurs d'une santé passable, elle faisait peu attention à ces maux légers dont elle ne prévoyait pas les conséquences. Cependant, au bout de 6 mois, le flux périodique devenu encore moindre, la toux plus opiniâtre, et

_____

(1) Inter causas procatarticas quæ phtysi pulmonari primam ansam præbent, primum locum tenet suppressio solitarum evacuationum, veluti menstruarum purgationum. Morton, oper. med. tom. 1, cap. 1, de causis phtyseos.

la respiration plus difficile, sur-tout lorsqu'elle
avait beaucoup parlé, elle s'en plaignit à sa
mère, qui, n'ignorant pas la maladie dont
son époux était péri, et craignant le même
sort pour sa fille, me pria de la voir (1).
Je fus en effet témoin de cette toux sèche
et fréquente, qui augmentait beaucoup, sur-
tout après le repas; elle crachait avec peine
des matières gluantes, épaisses et peu abondantes, malgré la violence de la toux; elle
éprouvait sur le soir une sécheresse dans le
gosier et de la chaleur dans la paume des
mains; son pouls était alors inégal et accéléré;
elle dormait encore quelque peu, quoique la
toux la réveillât souvent; et chaque matin,
se trouvant mieux, les autres fonctions paraissaient s'exécuter assez bien pendant le
reste du jour. D'après ces symptômes et tout
ce qui avait précédé, je jugeai qu'il se formait des tubercules dans le poumon, qui me
paraissaient être la cause de toutes les douleurs
qu'éprouvait la malade. Je fis entrevoir à la

(1) Phtysis hæreditaria, ut plurimùm lethalis est, quia
causa, quæ eam producit, extrà artis sphæram posita
est. Mort. de progn. phtys. cap. 6, tom. 1.

mère qu'il n'y avait pas du temps à perdre
et qu'il fallait employer les moyens propres
à s'opposer au progrès d'une affection dont
les suites seraient fâcheuses, et qu'en conséquence mon avis était de faire une saignée
du bras à sa fille, de la purger et de l'envoyer promptement boire les eaux de soufre.
Ces premiers remèdes calmèrent un peu les
symptômes; mais, après avoir bu les eaux
pendant quelques jours, bien loin de diminuer encore, ils augmentèrent beaucoup. La
malade, effrayée, croyant que les eaux ne
lui convenaient point, cessa tout-à-coup d'en
prendre, et voulait absolument revenir chez
elle. Un médecin, qui se trouva à Aix, fut
consulté; il conseilla une seconde saignée et
la continuation des eaux pendant le temps
convenu. En effet, cette dernière saignée,
rabattant un peu la fougue du sang, causée
peut-être par l'action des premiers verres
d'eau dans une jeune personne d'un tempérament d'ailleurs vif et sanguin, facilita dès-
lors leur passage et leur vertu, qui, au bout
d'un mois et demi, emportèrent radicalement
la toux et tous les autres symptômes qui

accompagnaient cet état, et rétablîrent parfaitement sa santé, ainsi que le cours périodique des règles. A son retour des eaux, je lui prescrivis un régime de vivre tout différent de celui qu'elle avait suivi, et qui écarta pour toujours la funeste maladie dont elle était menacée (1).

OBSERVATION *sur un Asthme chronique, causé par des concrétions pierreuses dans le poumon.*

Un maçon âgé de près de 60 ans, d'un tempérament pituiteux, d'une constitution affaiblie par les travaux de son état, par la mauvaise nourriture de ces sortes d'ouvriers, et sur-tout par un asthme humoral et violent qu'il avait depuis plusieurs années, et qui l'empêchait de travailler, vint me consulter sur sa maladie. Je lui prescrivis

_____

(1) In principio verò, dum pulmones inferciri tantùm contingit, imò in secundo morbi hujus gradu, ubi tubercula ex longâ infarctione, jam succreverunt, dumque cruda et in inflammationem atque ulcerationem minùs prona manent, phtysis curationem æquè ac cæteri morbi admittit. Morton, loco jam anteà citato.

quelques grains d'ipécacuanha à prendre le matin à jeun pendant trois jours, en mettant un jour d'intervalle entre les trois. Ce remède le fit vomir, à chaque prise, des matières épaisses et gluantes, qui soulagèrent son état, mais ne le guérirent pas. Cet asthme était sur-tout accompagné d'une toux violente, qui le fatiguait infiniment, et qui, le plus souvent, n'était suivie d'aucune expectoration. J'avais été plusieurs fois présent à ces quintes de toux, et j'avais observé dans ces momens une espèce de sifflement sec que produisait l'air en sortant des bronches, et c'est alors que sa toux était elle-même sèche et plus violente; il semblait qu'un corps étranger, renfermé dans quelque partie du poumon, était la cause de ce phénomène que je n'avais jamais vu chez aucun malade. Réfléchissant sur sa profession, quelques particules de poussière pierreuse, disais-je, que respirent presque toujours les gens de ce métier, entraînés avec l'air dans l'organe, pourraient bien être la cause d'une maladie aussi longue et aussi rebelle.

En partant de ce principe, je pensai que la boisson des eaux de soufre, serait peut-être un moyen sinon de le guérir, au moins de le soulager, de prolonger les jours d'un père de famille pauvre, et dont la femme et les enfans ne subsistaient que du travail de ses mains. Je la lui proposai; et la pénurie des moyens pour subsister à Aix, fut la seule raison qu'il m'opposa. Soyez tranquille, lui dis-je, sur cet objet; j'intéresserai quelques personnes charitables et tout ira bien: je réussis à lui faire une petite somme, mais cependant suffisante pour payer son lit et sa nourriture; car, pour le remède, il ne devait rien lui coûter: il consistait à boire simplement, à la source, chaque matin à jeun, trois à quatre verrées des eaux de soufre, et deux à trois sur le tard de chaque jour; de se contenter d'une soupe médiocre pour son repas du soir, et tous les cinq jours de reprendre à jeun ses grains d'ipécacuanha, sur lesquels il boirait ses verrées d'eau sulfureuse.

Il partit, emporta trois à quatre doses de son remède, et commença son traitement le lendemain de son arrivée ; le sixième jour il en prit une dose , but par-dessus , vomit deux à trois fois, et obtint à peu près autant de selles ; il fut assez fatigué ce jour-là ; mais sa toux et son oppression lui parurent moindres , et sa respiration ne fut pas si laborieuse les jours suivans que de coutume , lorsqu'il marchait en montant. Il continua sa boisson , crachait un peu plus aisément , et ses crachats moins gluans se détachaient au moindre effort que causait la toux.

Le douzième jour il reprit ses grains d'ipécacuanha, qui produisirent à peu près le même effet que les précédens ; le lendemain il me fit dire qu'il avait bien dormi , que sa maladie lui laissait de très-longs répits, et qu'il se tenait au lit absolument couché à plat, ce qui lui avait été impossible, sans suffoquer, depuis plus de cinq ans; il fit encore ajouter dans sa lettre, que ses crachats avaient non-seulement entièrement changé de nature, mais encore qu'ils n'étaient plus rendus en aussi grande abondance, sortaient sous une forme ronde, ne s'étendaient point sur le linge, y restaient isolés, et que leur aspect visqueux les faisait ressembler à la térébenthine. Cette matière, que je ne pouvais juger que par la description qui m'en était faite par écrit, me donna l'envie de la connaître par moi-même. Je répondis que j'irais à Aix, et qu'on me conservât dans un vase, tout ce qu'il cracherait jusqu'à mon arrivée.

En effet je trouvai dans le vase une quantité surprenante de cette matière, qui présentait vraiment une figure globuleuse; chaque crachat s'isolait de son voisin, comme si chacun eût été un tubercule qui se fût détaché des cellules du poumon ; mais ces crachats avaient plutôt la couleur et la consistance de la poix de cordonnier à peu près liquide, que de la térébenthine; je les examinai de près avec une loupe assez forte; je crus y découvrir plusieurs petits grains d'une matière, dont le tact seul pouvait m'assurer quelle était leur qualité ; j'en broyai donc plusieurs entre mes dents et mes doigts, et j'eus la certitude que tous ces petits grains étaient de nature pierreuse; j'en lavai quel-

ques-uns avec de l'eau distillée, pour en séparer tout le gluten ; je jetai dessus un peu
d'acide nitrique, qui les dissolvit avec une
légère effervescence, ce qui me porta à croire
qu'ils étaient calcaires ; enfin je mis quelques-
uns de ces crachats sur une pelle de fer
fortement rougie au feu, toute la substance
visqueuse brûla avec une odeur fétide et
animale ; et tout étant consumé, je retrouvai
sur la pelle mes petits grains pierreux.

Le malade continua son traitement, et au
bout de vingt-cinq jours, son asthme, sa toux
et son expectoration ayant disparu, il respirait
comme s'il n'avait jamais été asthmatique.

Cette observation prouve, à n'en pas douter, que cet homme avait contracté, dans
les travaux de sa profession, des concrétions
pierreuses, dont sa maladie était l'effet. Les
plâtriers, les meuniers et tous ceux qui
gagnent leur vie à de semblables métiers,
et sur-tout en démolissant des maisons,
doivent être sujets à des maux pareils, principalement en avançant en âge. On peut
aussi considérer l'action des eaux de soufre,
dans ce cas, comme ayant disposé ces con-

crétions pierreuses à leur facile expulsion,
aidée par les secousses réitérées de l'ipécacuanha.

OBSERVATION sur un Asthme sec et périodique.

Un militaire âgé d'environ 40 ans, d'un
tempérament bilieux, d'une constitution forte
et vigoureuse, quoique maigre et sec, singulièrement adonné à l'usage des vins ardens
et sur-tout des liqueurs spiritueuses, devint
sujet à un asthme sec et périodique ; il en
éprouva la première attaque à la suite d'une
débauche dans laquelle il faillit à périr. Le
chirurgien qui fut appelé, le saigna copieu-
sement, et il fut soulagé ; mais il lui resta,
de cette première attaque, une toux continuelle sans aucune expectoration, à laquelle
se joignirent une forte oppression et une
chaleur brûlante dans la poitrine. Il prit, de
sa propre ordonnance, quelque boisson adoucissante, qui, paraissant calmer son mal, lui
fit croire qu'il était guéri ; mais, ayant continué son train de vie et l'usage des liqueurs

ardentes, il survint une seconde attaque, à
laquelle le même chirurgien opposa le même
remède, qui fut suivi d'un succès pareil. Dès-
lors le malade eut constamment, pendant
environ un an et demi, une attaque chaque
mois et souvent deux, qui étant plus longues
et plus violentes que les précédentes, lui
avaient laissé un resserrement si fort dans
la poitrine, qu'il ne vaquait presque plus à
ses affaires. A chaque paroxisme il avait toujours recouru à la saignée, parce qu'elle lui
avait toujours réussi pour le moment, et que
jusque-là il n'avait pas cru nécessaire de consulter personne, ni d'employer aucun autre
moyen. Enfin une attaque plus forte que les
précédentes l'ayant saisi tout-à-coup, il se
crut perdu et me fit demander. Je le trouvai
horizontalement couché sur son lit, ne pouvant pas parler, tant il était oppressé ; le
visage et les yeux d'un rouge violet, les veines
extraordinairement gonflées, le pouls serré
et très-intermittent ; on entendait un sifflement si aigu dans la poitrine, que je craignis
de le voir expirer avant l'arrivée du chirurgien. Je fis, en attendant, ouvrir les portes

et les fenêtres, et asseoir le malade tout auprès d'elles ; il fut saigné à l'instant ; et à mesure que le sang coulait, la respiration, qui n'était déjà plus aussi laborieuse, par l'abord de l'air extérieur, devint plus aisée et ramena la parole. Cette saignée n'ayant cependant pas eu tout l'effet que j'en attendais, une seconde fut répétée le soir ; elle fut suivie d'une légère moiteur, le malade dormit, et le lendemain il se trouva très-bien (1). Comme je connaissais parfaitement sa manière de vivre, je jugeai à propos de le purger au plutôt, vu l'ancienneté du mal et ses fréquens retours, pour aller boire les eaux de soufre (2). Il répugnait à ce remède, parce que c'était de l'eau ; mais lui ayant fait voir tout le danger de son état, autant par le caractère de la maladie que par ses récidives, et plus encore

_____

(1) Voyez le manuel des pulmoniques par M. De Roziere de la Chassagne, doct. en méd. de la faculté de Montpellier.

(2) Ce qui me décida encore avec plus d'assurance pour ce remède, fut le sentiment de Tissot, qui, dans son avis au peuple, conseille les eaux minérales chaudes, comme un secours très-utile pour prévenir ou retarder les accès de cette maladie.

d'après les abondantes saignées qu'on était obligé de lui faire, il se rendit à mes raisons et partit pour Aix. La boisson des eaux pendant deux mois consécutifs, accompagnée d'un régime de vivre totalement différent de celui qu'il suivait, retardèrent en effet si bien les accès de son mal, qu'il n'en essuia aucun pendant plus d'un an. Au bout de ce temps une attaque, à la vérité légère, reparut ; elle fut amenée par l'ancienne cause ; mais elle fut bientôt terminée par le repos et par une boisson adoucissante. Dès-lors ce malade allait, par précaution, chaque année aux eaux, en user de la même manière et observant avec exactitude le régime que je lui avais prescrit. Il est parvenu à se préserver d'une maladie terrible pour le moment et pour ses suites.

OBSERVATIONS sur une Humeur Dartreuse, sur des Maux de Nerfs, et sur une Stérilité accidentelle.

Trois jeunes dames, dont la plus âgée n'avait pas 23 ans, se trouvèrent aux eaux d'Aix à la même époque; elles venaient y chercher la santé , et chacune d'elles avait son objet particulier. L'une était vaporeuse au dernier degré ; l'autre , mariée à l'âge de 18 ans, n'était point encore devenue mère à celui de 23; et la troisième, belle et brune, était affectée d'une humeur dartreuse, dont le siège étant dans les sourcils , couvrait deux beaux yeux noirs, et dérangeait par là une partie des agrémens de sa figure.

Je fus consulté par ces trois dames, qui, quoique de pays différent, se lièrent d'amitié, autant par la conformité de leur âge et l'amabilité de leur caractère , que par la fortune très-aisée de leurs maris , par le goût des plaisirs et par leur manière réciproque de penser.

Je traitai la vaporeuse en lui interdisant tous les remèdes quelconques; elle en avait déjà beaucoup usé et en prenait encore à chaque heure du jour jusqu'au moment où je la vis. Je lui proposai quelques bains d'alun; mais elle était si fort ennuyée de la quantité de ceux qu'elle avait déjà pris , qu'elle n'en voulait plus. Je me bornai alors à la

seule

seule boisson des eaux d'alun, et à un ou
deux lavemens par jour, faits de ces mêmes
eaux. Au bout d'un mois de l'usage de ces
moyens, lui ayant même laissé la liberté
de manger tout ce qui lui ferait plaisir, ma
vaporeuse ne sut plus ce qu'était devenue
cette foule de maux différens qui l'assaillaient
à chaque minute; elle reprit sa gaieté naturelle, totalement perdue depuis deux ans, et
se riait de ses deux amies, qui n'avaient pas
encore obtenu ce qu'elles étaient venu chercher. Elle se louoit tellement de ces eaux
d'alun, qu'elle aurait souhaité, disait-elle,
que leur source pût la suivre par-tout et
pendant toute sa vie.

Celle qui, mariée depuis cinq ans, n'avait
point encore pu devenir enceinte, et qui le
désirait ardemment, fut mise à l'usage des
bains d'alun, et à la boisson des mêmes eaux,
à la dose d'une pinte dans la matinée. Elle
passa ensuite, après avoir pris cinq bains,
à l'usage de la douche, que je lui faisais
donner sur le bassin et particulièrement sur la
région du pubis et les aines. Cette dame, d'un
tempérament faible et délicat, et dont la

fibre grêle était très-sensible, prit une tren-
taine de douches, en mettant quelquefois
deux à trois jours entre chacune d'elles. Je
ne permis jamais que l'on poussât les douches
jusqu'à la faire suer; car, aussitôt qu'elle paraissait y avoir de la disposition, on l'emportait, et je la faisais coucher sans chauffer
son lit; et au lieu du potage que l'on prend
ordinairement au retour de la douche, on
lui donnait un demi-verre de vin généreux
et une croûte de pain. Lorsqu'elle partit d'Aix
je lui prescrivis un régime analeptique, de
se lever de bon matin, de faire beaucoup
d'exercice à pied ou à cheval; de suivre ce
même régime pendant long-temps, et même
de le continuer exactement pendant toute sa
grossesse, si elle devenait enceinte.

La troisième malade, atteinte d'une humeur
dartreuse dans les sourcils, prit, pour tout
remède, les bains, composés de parties égales
des eaux de soufre et de celles d'alun, à un
degré de chaleur fort tempéré, et de deux
heures de durée. Elle buvait une pinte des
eaux de soufre pendant le temps qu'elle était
au bain, et se lavait souvent dans le jour les

sourcils avec ces mêmes eaux; elle prenait
chaque jour un lavement des eaux d'alun
avant souper, quoiqu'elle fût allé à la garde-
robe même dans le jour. Un régime très-
doux et un exercice poussé jusqu'à la moiteur
lui furent prescrits, pour aider l'action des
eaux et procurer une issue facile de cette
humeur à travers les pores cutanés. Au bout
de 12 à 15 jours de ce traitement, l'humeur
parut déjà vouloir abandonner les parties
affectées ; le prurit y était moindre ; les
sourcils, plus découverts, y laissaient déjà
appercevoir quelques poils nouvellement issus,
et à la sortie desquels l'humeur ne s'opposait
plus. La malade, à cette époque, fut purgée,
vu l'amendement où elle se trouvait ; et un
mois et demi après, cet amendement fut si
marqué, qu'on ne voyait plus aucune trace
dartreuse dans ses sourcils: ils se montraient
au contraire beaux, bien fournis, bien arqués
et d'un noir d'ébène. Cette dame partit avec
une joie indicible d'être débarrassée d'une
maladie incommode qui déparait une belle
figure à l'âge où les femmes sont en droit
d'avoir toutes les prétentions attachées à leur
sexe.

Telles sont les observations de trois jeunes
dames aimables, guéries chacune d'une maladie
différente par les eaux d'Aix; mais ce qu'il
y a de vraiment singulier à leur égard, c'est
que s'étant liées d'amitié aux eaux, elles se
promirent d'entretenir une correspondance
sur le même ton , aussi suivie qu'elles le
pourraient. Et bien, au bout de neuf mois,
leur correspondance mutuelle annonça à chacune d'elles qu'un garçon avait été la suite
des eaux et de la guérison complète de leurs
maux. Elles eurent même toutes trois l'hon-
nêteté de m'en faire part, en me remerciant
des soins que je leur avais donnés ; mais ,
des trois lettres , rien n'était au-dessus des
expressions de celle qui était venu à Aix
pour avoir des enfans.

J'aurais encore pu ajouter ici plusieurs observations de différens autres cas particuliers
où les eaux d'Aix ont obtenu des succès
surprenans; mais, outre qu'elles me paraî-
traient d'ailleurs superflues, je craindrais
qu'elles ne devinssent suspectes, ou qu'on ne
les crût fabriquées dans le cabinet. Mon

premier but, en les publiant, a d'abord
été le bien de l'humanité; le second, celui
de prouver les excellentes propriétés de ces
eaux, qui leur ont, à juste titre, mérité le
degré de réputation (1) qu'elles possèdent
depuis très-long-temps.

CHAPITRE VI.

Des cas et des circonstances où les eaux
sont nuisibles et dangereuses, soit qu'on
en use à l'intérieur, soit à l'extérieur.

On a exposé jusqu'ici les maladies dans
lesquelles les eaux, employées à l'extérieur et
à l'intérieur, ont été salutaires, et sur-tout
celles où elles ont obtenu des succès peu

----

(1) Un médecin de très-grande renommée avait jadis,
je ne sais pourquoi, tellement discrédité ces eaux, que
pendant les deux ou trois dernières années de sa rési-
dence à Genève, on n'y voyait presque plus aucun malade
étranger; mais dès qu'il eût fixé son séjour à Paris,
son influence diminua considérablement, et les eaux
reprirent bientôt leur ancienne célébrité; les malades
s'en retournèrent chez eux guéris de leurs maux, ne
cessant de vanter les bons effets qu'elles opéraient
chaque année.

douteux; il faut maintenant indiquer les cas
dans lesquels, étant prises de ces deux manières, elles peuvent être nuisibles ou dangereuses. En effet l'expérience a souvent prouvé
que les eaux minérales ont en général, dans
leur usage, ainsi que les autres remèdes, un
terme au-delà duquel la prudence ne permet
pas d'aller, c'est-à-dire, où elles ne conviennent nullement; et, ce qui est encore pis,
où ce même moyen, mal appliqué, peut
causer la mort, ou tout au moins faire naître
une maladie dangereuse qui n'existait pas avant
d'en avoir usé. L'*opium* et le *quinquina*, ces
deux colonnes de la médecine pratique, sont
dans le même cas: si on les combine mal,
si on les donne à trop forte dose et hors
de propos , ils causent des maux qui sont
quelquefois très-difficiles à détruire. Or, l'abus
des eaux thermales, leur application vicieuse,
même dans les cas où elles paraissent convenir, et, à plus forte raison, ceux où elles
ne conviennent pas du tout, peuvent avoir
des suites qui, quoiqu'indépendantes des eaux,
feraient naître des doutes, des craintes et
des préventions contre elles. Il est donc im-

portant, si l'on ne veut pas donner au hazard, de connaître les maladies contre lesquelles on peut les conseiller, et avoir l'expérience des cas où elles seraient nuisibles. Il est surtout prudent de se garantir ici des verbiages de ceux qui, peu instruits de la matière médicale et de la juste application qu'on doit en faire, n'ont alors, pour toute ressource, que de conseiller, à tort et à travers, des eaux minérales dans tous les cas qui se présentent: aussi peu délicats sur leur réputation que sur celle des eaux, ils nuisent à leur célébrité, en les ordonnant sans réflexion contre toutes sortes de maladies.

En général l'usage intérieur des eaux de soufre doit être interdit dans toutes les maladies qui sont accompagnées de fièvre (1).

Quant aux eaux d'alun, on peut les employer en lavemens dans les circonstances où ce remède devient utile ou nécessaire,

(1) Voyez la matière médic. extraite du traité des médicam. de M. de Tournefort, et des leçons de M. Ferrein, doct. rég. de Paris, tom. 1, chap. 18.

et il le devient très-fréquemment, sur-tout dans les chroniques, où elles peuvent aussi être données en boisson, comme dans les empâtemens du bas-ventre, dans les obstructions de ses viscères, dans les maladies des voies urinaires et dans les ulcères de la matrice, sur-tout en injections.

Les eaux de l'une et de l'autre source ne doivent point être données aux phthisiques, lorsqu'il y a toux, fièvre lente, amaigrissement, sueurs nocturnes, ou que les malades sont déjà avancés dans le second degré de cette maladie: et si on les a vu réussir quelquefois dans certains cas de cette nature, quoique très-rarement, c'est plutôt au lait qu'on leur associait, que leur bon effet doit être attribué, qu'à la petite quantité d'eau que buvaient les malades. Il est encore superflu d'avertir que la douche les précipiterait encore bien plus promptement, si l'on avait l'imprudence de la leur conseiller (1).

_____

(1) Verùm omnimoda cautela in hujusmodi remediorum delectu adhibenda est ; nempè ut sint admodùm mitia, atque benigna, ne sanguinem calefaciendò, et nimis

Les maladies vénériennes sont aussi du
nombre de celles qui excluent absolument
l'usage des eaux ; elles en augmentent tous
les symptômes, et en développent singulièrement les douleurs. Il faut être en garde,
et ne pas s'en laisser imposer aux douleurs
qui accompagnent la plupart des maladies.
Le médecin doit bien s'enquérir sur tout
ce qui peut avoir quelque rapport à l'affection
syphillitique ; et le malade doit, de son côté,
être de bonne foi et ne pas induire le médecin en erreur, par quel motif que ce puisse
être, sur-tout lorsque ce dernier aurait employé tous ses soins pour découvrir la nature
de ces douleurs, qui quelquefois peuvent le
tromper par l'analogie qu'elles paraissent avoir
avec celles de goutte ou de rhumatisme, ou
causées par quelqu'autre vice.

On a même observé de tout temps qu'elles
servaient de pierre de touche à ceux qui
avaient quelques soupçons d'en être atteints ;
et que souvent elles contribuaient singuliè-

agitando, atque eo in statum colliquativum, et serosum
ulteriùs reducendo, ex accidenti promoveant morbum.
Morton, cap. 6, de indicat. curativ. phtys.

rement à manifester les restes anciens d'un virus caché et en silence dans quelque partie du corps depuis long-temps, sur-tout si les malades prenaient la douche. La nature de ce virus, encore peu connue, ne peut pas apparemment être neutralisée par les principes contenus dans ces eaux. J'ai connu un militaire étranger qui, étant venu aux eaux prendre la douche sur la jambe pour une chute de cheval, avait gagné en route des bubons vénériens, fut obligé de la cesser, parce qu'elle les irritait et en augmentait les douleurs. Comme il n'avait encore pris que trois douches, il aima mieux retourner dans son pays pour se faire traiter de sa nouvelle maladie, et remettre à l'année suivante la guérison de l'ancienne.

Il est encore d'expérience que les eaux sulfureuses ne conviennent point aux scorbutiques, ni à ceux qui ont une tendance à cette maladie: elles augmenteraient la fonte et la dissolution des humeurs; et j'ai vu qu'en exaltant ce levain, elles ont développé des ulcères de même caractère dans diverses

parties du corps. Elles sont aussi très-nuisibles dans les maladies de bouffissure et dans
des dispositions particulières à toute espèce
d'hydropisie : donner ces eaux à quelqu'un
qui aurait un commencement d'épanchement
dans le bas-ventre ou dans la poitrine, serait
une très-grande imprudence. On ne doit pas
non plus trop les permettre en boisson aux
personnes qui, ayant l'habitude de boire
beaucoup d'eau, ne les rendraient pas aisément par les urines ou par une transpiration
abondante. J'ai vu des malades se gorger tous
les matins de ces eaux pendant plusieurs jours,
et s'imaginer que plus ils en boiraient, mieux
ils s'en trouveraient; j'ai vu, dis - je , ces
malades souffrir par des pesanteurs, des tiraillemens ou des faiblesses d'estomac; avoir
des gonflemens excessifs dans le bas-ventre,
après les avois bues; souvent même ne point
uriner du tout, et se plaindre pendant tout
le jour d'un mal-aise général, sans se douter
quelle en était la cause. J'en ai vu d'autres
qui se vantaient d'en avoir bu 3o à 4o grands
verres dans la matinée, sans en avoir ressenti, à la vérité, aucune incommodité pour

le moment, mais qui le lendemain reconnaissaient et subissaient la peine de leur erreur. Combien cette copieuse quantité d'eau ne doit-elle pas relâcher tous les fibres de l'estomac, fatiguer ce viscère et déranger par là tous ceux qui concourent à la digestion? D'ailleurs il est bon de faire observer ici que les eaux d'alun étant ordinairement celles que l'on boit le plus souvent, si, comme on l'a prétendu jusqu'ici (et comme le contraire a été prouvé par toutes les analyses qui en ont été faites), si, dis-je, elles contenaient ce sel, même à une très-petite quantité, il ne serait pas possible que des malades qui en ont bu jusqu'à six livres et même plus dans le matin, pendant plusieurs jours consécutifs, n'en eussent pas été gravement affectés, et n'eussent à la fin ressenti quelques-uns des pernicieux effets dûs à cette substance, quand elle est prise intérieurement (1). On n'a cependant rien observé

_____

(1) L'alun est regardé par tous les médecins comme une substance très-dangereuse, prise intérieurement, ils recommandent presque tous de ne pas s'en servir. Voyez le savant Lieutaud dans sa matière médicale, tom. 2 :

de pareil depuis qu'elles existent, elles sont au contraire très-salutaires à ceux qui en usent, lorsqu'elles sont bien indiquées ; et si elles ont quelquefois été nuisibles à certains malades, cela doit plutôt être attribué à la mauvaise application qu'on en a faite, qu'au prétendu sel d'alun qu'elles ne contiennent pas. Je pourrais encore le prouver par l'observation d'un homme qui eut une forte et subite indigestion accompagnée de violentes coliques d'estomac et de fréquentes nausées, à qui je conseillai d'aller boire en quantité de l'eau d'alun (parce qu'elle était plus proche du malade que celle de soufre), pour l'exciter au vomissement à raison de sa tiédeur : effet qu'elle opéra promptement, et soulagea merveilleusement le malade.

---

pag. 120. M. Ferrein dit expressément qu'il ne faut jamais l'employer intérieurement , vu ses effets consécutifs , tom. 2 , pag. 359; et Cartheuser s'exprime ainsi: *Ast tutis , me sentiente , atque selectis medicamentis internis , nullo prorsùs modo accenseri meretur. Fundamenta mater. med. , pag. 120.* Je pourrais en citer encore plusieurs autres du même sentiment. D'ailleurs on n'ignore pas les maux que produisent les vins dans lesquels les marchands mettent de l'alun pour les rendre plus potables.

Ces eaux sont dangereuses à boire pour ceux qui auraient quelques ulcères internes; en développant le foyer de la suppuration, elles l'accéléreraient, et donneraient lieu à l'augmentation des douleurs et des autres symptômes de la maladie. Par conséquent, les personnes atteintes de cancers occultes, ou chez qui les humeurs étant imprégnées d'un levain acrimonieux quelconque, auraient en même temps un vice organique, ne doivent pas se jouer avec la boisson des eaux et moins encore avec la douche (1); l'irri-

(1) Les eaux de Baréges, également sulfureuses, ont à peu près le même degré de chaleur que les nôtres, mais en diffèrent relativement à d'autres principes; elles produisent cependant, par la douche, des effets admirables dans les vieux ulcères calleux ou fistuleux, en les ramenant à l'état d'une simple solution de continuité. Les médecins et les chirurgiens qui sont expérimentés dans la méthode de diriger ces eaux, emploient même souvent, outre la douche, les injections de ces eaux, dans le traitement de semblables ulcères.

Je disais, dans ma première édition sur les eaux d'Aix, que c'était au temps et à l'expérience à décider si ces eaux auraient la même efficacité en pareil cas, qu'obtiennent celles de Baréges. Et bien le tems et l'expérience ont confirmé mes conjonctures et mes tentatives à cet égard.

J'ai conseillé à plusieurs malades la douche et des

tation et la chaleur qui en sont les suites ,
donneraient un degré d'intensité à ces maux,
qui, en hâtant la fin du malade, en dou-
blerait les souffrances.

Les tempéramens maigres, secs, susceptibles de beaucoup d'irritation et de chaleur,
doivent aussi être fort réservés sur leur emploi, ainsi que ceux qui, par disposition
héréditaire, ou par une constitution particulière, seraient menacés d'un coup de sang,
ou chez qui on reconnaîtrait une tendance

---

lotions avec les eaux de soufre , atteints de vieux ulcères,
et à quelques-uns même dont les bords de ces ulcères
étaient absolument calleux, chez qui ces moyens ont eu
un succès heureux ; ils les ont détergé et ramené à
un état tel qu'il en résultait une suppuration louable,
et que la cicatrice s'ensuivait par un pansement aussi
simple que si la plaie eût été récente. J'ai aussi tenté
les injections des mêmes eaux dans des fistules anciennes ;
et si elles n'ont pas toujours réussi complètement, elles
les ont au moins singulièrement améliorées au point de
satisfaire le malade et le médecin. Mais ces secours
produisent un effet décidé, sur-tout dans les ulcères
dartreux et galeux.
  C'est donc d'après plusieurs expériences très-heureuses,
et particulièrement appuyé sur celles que j'avois lues, et
avoir été faites à Baréges, que je les conseille avec
la plus grande assurance dans les mêmes circonstances.

aux affections soporeuses. Les épileptiques, sur-tout dont on aurait reconnu la cause résider dans le cerveau, ne pourraient, sans danger, s'exposer à l'action de ces eaux : la douche, accélérant le flux du sang vers la tête, amènerait infailliblement une attaque de cette maladie. Il ne serait pas moins dangereux d'user de ces eaux pour ceux qui sont sujets à des pertes ou à des crachemens de sang, ou à telle autre hémorragie. Cependant il est à propos d'observer que c'est particulièrement de la douche dont on entend parler, dans les cas sur-tout qui viennent d'être exposés. Au reste, c'est au médecin sage et prudent à s'informer exactement de tout ce qui aura précédé la maladie long-temps avant, de la manière de vivre du malade, du climat qu'il habite, des affections de l'ame auxquelles il est enclin, de celles qui pourraient être héréditaires ; s'il mène

---

C'est un pas de plus que l'on fait faire aux eaux d'Aix, que l'on n'avait osé franchir, et qui doit en augmenter la célébrité, en ajoutant un degré à leurs salutaires vertus ; c'est le cas de dire à cet égard : *audaces fortuna juvat*, puisque l'art de guérir ne peut et ne fera jamais des progrès ultérieurs que par l'expérience et l'observation.

une

une vie sédentaire, ou non ; et enfin de tout ce qui peut concerner le malade, afin de découvrir, autant qu'il est possible, les vraies causes du mal, et d'y appliquer le remède avec autant d'efficacité que d'assurance.

Pour ne rien omettre de tout ce qui peut contribuer au soulagement de ceux à qui les eaux conviennent, je pense qu'il est nécessaire de faire voir combien est erronné, à l'égard de ces eaux, le préjugé vulgaire de ne pas en user dans l'hiver, ni au commencement du printemps, sous le prétexte que, pouvant être mêlées aux eaux de pluie, ou à la fonte des neiges, leurs propriétés en sont affaiblies, et conséquemment leurs vertus absolument nulles. L'expérience dément chaque année un tel préjugé, entretenu, on ne sait pourquoi, d'après l'opinion de quelques médecins ; opinion qui s'est même emparé, jusqu'à un certain point, de l'esprit du public.

Je pourrais citer, à cette occasion, plusieurs faits contraires , et , entr'autres , ceux d'un financier , de Paris, et d'un célèbre

28

avocat, de Chambéry, venus tous les deux
à Aix gravement paralysés, le premier en
février, mois où certainement la fonte des
neiges avait eu lieu; et l'autre en novembre,
qui fut, de tous les mois de cette année-là,
le plus pluvieux, dans lequel il tomba beaucoup de neige, et régna une température
plus froide qu'elle ne l'est ordinairement.
Tous deux cependant retournèrent chez eux
parfaitement guéris; et ces deux guérisons
doivent être regardées non-seulement comme
miraculeuses, mais encore servir de sauve-
garde quant aux saisons, et de certificats
authentiques de leurs vertus, si elles en avaient
besoin, sur-tout contre une maladie reconnue
aussi rebelle à tous les secours de l'art, et
chez des hommes même âgés de plus de
5o ans.

Ainsi toute espèce de crainte doit être
bannie sur ce point pour les différentes maladies qui seraient du ressort des eaux, et
plus encore lorsque la nécessité l'exige et
que le cas est pressant, comme dans l'apoplexie, la paralysie, les rhumatismes violens
et autres semblables. Ce serait, à mon avis,

une très-grande faute de ne pas les conseiller dans les mauvaises saisons, en prenant toutefois les précautions nécessaires, et d'en différer l'usage jusqu'aux temps chauds (1), sur-tout si le danger est imminent, ou les douleurs très-aiguës. Il n'est pas même encore bien décidé si les eaux thermales n'ont pas en hiver un degré d'efficacité plus grand qu'en été, par la concentration plus rapprochée de leurs principes fixes, autant que des gazeux: c'est à l'expérience et à l'observation à résoudre ce problême de médecine pratique.

Enfin c'est aux médecins à déraciner et à combattre les fausses opinions qui arrêtent les progrès de l'art, et qui par là s'opposent au bien de l'humanité; c'est à eux seuls qu'il convient de détromper la tourbe des raisonneurs sur une science aussi vaste que difficile, et de déchirer le voile qui empêche au vulgaire d'en appercevoir les rapports au moins les plus sensibles, quoiqu'il ne soit point initié à cette science, ni trop familiarisé avec elle.

_____

(1) Ab omni arte aliena est procrastinatio, sed in medicinâ potissimùm, in quâ præceps esse solet occasio. Hipp. præcept.

Je puis d'autant mieux assurer que ce préjugé est mal fondé, que j'ai plusieurs observations de malades qui, vu l'urgence des cas où ils se trouvaient, ont usé des eaux en hiver et dans toute autre saison que celle dans laquelle on les prend ordinairement, qui s'en sont parfaitement bien trouvé, et chez qui elles ont opéré de merveilleux effets. Je pourrais, encore ajouter aux observations décrites aux pages 365 et 366, celle de ma mère, âgée de plus de 78 ans, que j'y conduisis au commencement de juin, qui fut cette année-là très-froid et très-pluvieux : elle en obtint des succès heureux, et a vécu encore 14 ans depuis son attaque, maladie dont même elle n'est pas périe.

J'oserais même prouver que les eaux doivent avoir beaucoup plus d'énergie en hiver qu'en été, parce que leur vertu principale résidant dans le gaz sulfuré qu'elles contiennent, l'évaporation de ce même gaz en est alors plus facile, plus abondante, d'autant mieux qu'en été l'atmosphère est à une température bien différente de celle de l'hiver, qui, condensée par le froid, ne doit pas en permettre si aisément la dissipation. Au reste, je n'ai jamais vu arriver aucun événement fâcheux aux malades qui ont usé des eaux en tout autre temps que dans l'ordinaire: sans doute il y a quelques précautions de plus à prendre en hiver qu'en été ; mais ce n'est pas un problême d'algèbre ; elles sont d'ailleurs connues de tout le monde, particulièrement des gens employés aux douches ; et il n'y a pas même un barbier de village qui puisse s'y méprendre. Au surplus, cette opinion pourra sans doute sembler contraire aux us et coutumes de l'emploi des eaux d'Aix; mais, si on la juge d'après l'expérience, d'après les lois de la physique, et sans prévention, je suis presque assuré qu'alors elle ne sera pas considérée comme si déraisonnable. Enfin, dans tout cas urgent survenu dans quelle saison que ce soit, la prudence dicte de courir au secours le plus pressant, comme au plus efficace, *urgentiori succurrendum ;* car la vie et la guérison des malades dépendent souvent de la prompte application du remède, et du moment opportun, *occasio præceps.*

F I N.

TABLE DES MATIÈRES.

FIN DE LA TABLE.

ERRATA.

Page xxxj de la préface, lignes 16 et 17: un professeur, *lisez* une chaire.

Page lxiv des préliminaires, ligne 15 : ils conseillaient, *lisez* ils les conseillaient.

Page 1.re du texte: article premier, *lisez* chapitre premier.

Page 57, lignes 3 et 4: toute autre, *lisez* tout autre.

= 74, = 10 : qu'elles composent, *lisez* qu'elle compose.

= 148, = 22: soient différens, *lisez* soient différentes.

= 203, = 6 : se conseil, *lisez* ce conseil.

= 204, = 19 : la physique, *lisez* le physique.

= 229, = 1 : cette douleur devenait beaucoup plus vive, *lisez* cette douleur le devenait beaucoup plus.

= 243, = 6 : du tide, *lisez* du tiède.

= 274, = 19 : constant dans leur usage, *lisez* constant à les suivre.

= 310, = 16 : s'il était, *lisez* s'il en était.

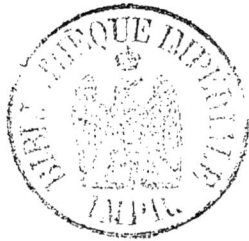

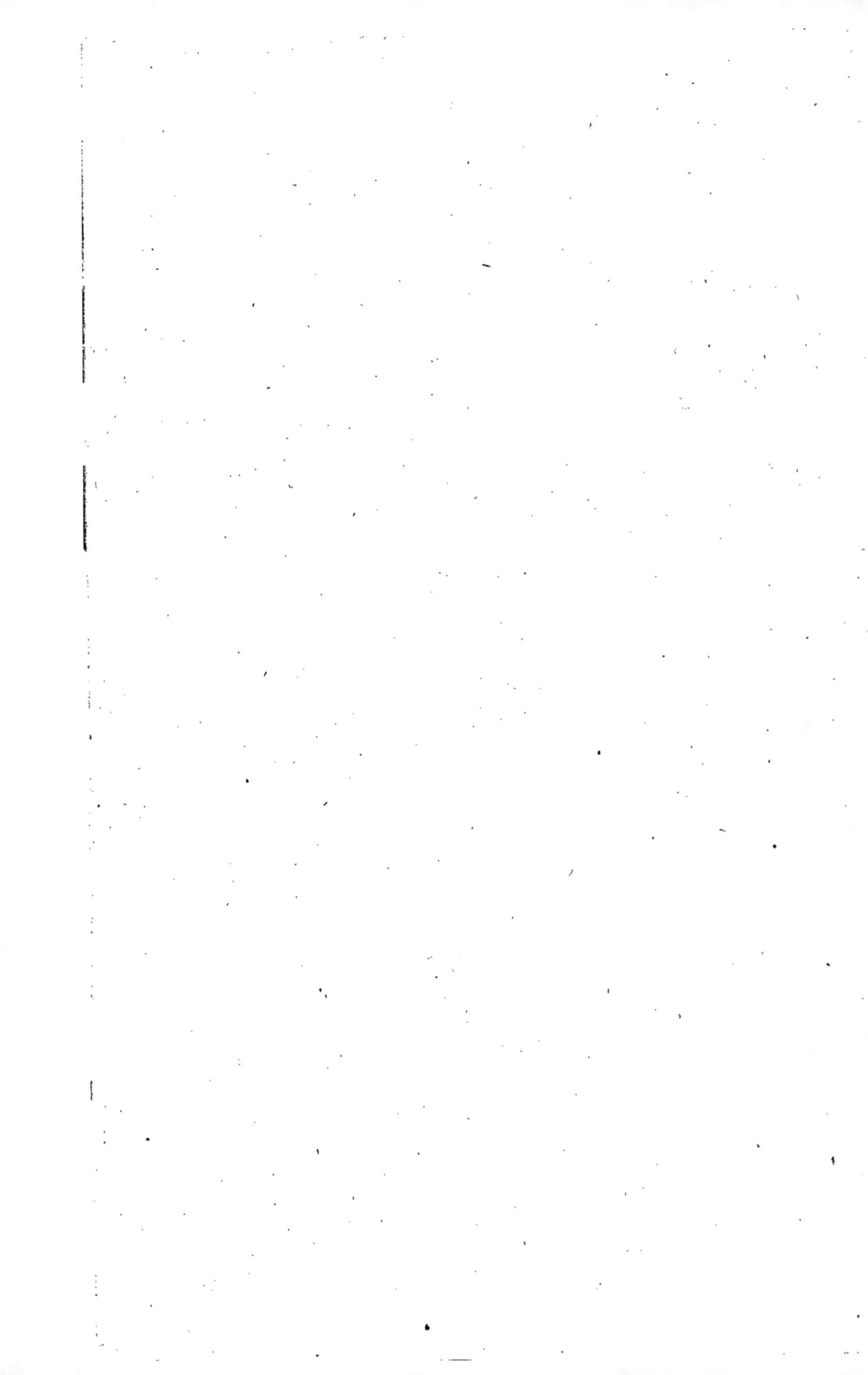

www.ingramcontent.com/pod-product-compliance
Lightning Source LLC
Chambersburg PA
CBHW060537220326

41599CB00022B/3532